小偏方

1600首

极简偏方全彩图解

主　编　贾玉梅

编　委　侯建春

　　　　冯　静

　　　　王　琳

U0241223

北京科学技术出版社

图书在版编目(CIP)数据

小偏方：1600首极简偏方全彩图解/贾玉梅主编.
－北京：北京科学技术出版社，2015.9

ISBN 978-7-5304-7897-4

Ⅰ.小… Ⅱ.贾… Ⅲ.土方－汇编 Ⅳ.R 289.2

中国版本图书馆CIP数据核字（2015）第160570号

小偏方：1600首极简偏方全彩图解

作　　者：贾玉梅
责任编辑：赵　晶
责任校对：黄立辉
责任印刷：李　茗
版式设计：樊润琴
出 版 人：曾庆宇
出版发行：北京科学技术出版社
社　　址：北京西直门南大街16号
邮政编码：100035
电话传真：0086-10-66135495(总编室)
　　　　　0086-10-66113227(发行部)　0086-10-66161952(发行部传真)
电子信箱：bjkj@bjkjpress.com
网　　址：www.bkydw.cn
经　　销：新华书店
印　　刷：保定市中画美凯印刷有限公司
开　　本：880mm×1230mm　1/32
字　　数：180千
印　　张：6.75
版　　次：2015年9月第1版
印　　次：2015年9月第1次印刷
ISBN 978-7-5304-7897-4/R・1948

定　价：35.00元

前　言

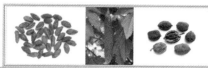

　　在我们的日常生活中，常常会遇到一些头疼脑热之类的不舒服，而往往由于工作忙碌、家务繁多，又认为这些小毛病不用去医院，久而久之，小毛病往往发展成大病才会引起您的重视。还有一些有慢性病的老人，经常跑医院但效果并不明显。其实，我们的日常生活中就有一些您手边的 "好药材"、"好疗法"，而且，常常效验如神，您为何不试一试呢？

　　也许您会说，我家里并没有备用药材呀！其实，您每天做饭用的生姜就有止晕车、治恶心的功效，大葱可以治疗感冒，菠菜根可以降血压……这就是我们通常所说的 "偏方治大病"。

　　偏方，源于长年的生活经验和中医药知识的积累，有些偏方甚至难以用现代医学理论或中医的观点解释清楚，但是，它确实行之有效。这恐怕也是偏方历经千年而不衰的原因吧！

　　本人就笃信偏方，在生活闲暇收集了一些行之有效的偏方。刚开始，只是给自己家里人应用，后来一些亲朋好友遇到小病、小痛时也往往向我讨要偏方。久而久之，收集了上千首。这些偏方突出的特点就是**"效"**（临床或实践验证确实有效）、**"简"**（药味少，单味，往往不超过3味）、**"便"**（材料或药材方便找到）、**"廉"**（材料或药材便宜）。现在，我把这些偏方整理出来，以期**"老者择用，可延年益寿；幼者择之，可增神益智；弱者择之，可扶羸防衰。其有病者，用之得当，会起大疾沉疴。"**

人们在具体用到一些中药材偏方时，往往是自行到药店购买，或者根据个人经验去采集。由于缺乏专门的中医药学的知识，这样就会导致所用中药材质量难以保证，甚至真伪不辨，因而也难以发挥"治大病"的功效了！本人由于工作的关系，接触到大量的中药材，整理了一些常见中药材的照片，配在书中，这样您在使用这些偏方时，一定会更加方便和准确。

当然，偏方不可以代替医疗，尤其是急症、危重症，在本书所载的偏方解决一时之急后，一定要及时就医，以免贻误病情。

最后，这些偏方除了本人身体力行、来源于生活实践之外，还有一部分来源于书籍、书刊以及亲朋好友的提供，在此一并表示衷心的感谢！

编者

2015年8月

目 录

第九章 女性疾病效验小偏方208首

第十章 五官疾病效验小偏方124首

第十一章 皮肤及体表疾病效验小偏方219首

第一章

心系疾病效验小偏方155首

46 种偏方治疗高血压

1.鲜芹菜汁治肝阳上亢型高血压

鲜芹菜250克，蜂蜜适量。将鲜芹菜洗净，切碎绞汁。每次服50毫升，加适量蜂蜜调服，每日2次。可清热平肝，治疗肝阳上亢型高血压，症见头痛眩晕、颜面潮红、烦躁易怒等。（《偏方大全》）

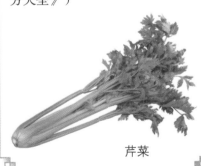

芹菜

2.茶叶玉米须水治高血压兼有水肿

玉米须60~80克，茶叶适量。沸水冲泡，代茶饮。适用于高血压合并肾炎见有眼睑浮肿，下肢轻微水肿的患者。（《偏方大全》）

3.鲜芹菜根治高血压

鲜芹菜根10个，大枣10枚。将芹菜根洗净捣烂，与大枣同煮，每日两次分服，15~20天为1个疗程。可清热平肝降压，治疗高血压头晕头痛，面红目赤等症。（《中药大辞典》）

4.山楂粳米粥治高血压

山楂30~40克，粳米100克，砂糖10克，先煎山楂取浓汁，去渣，然后加入粳米、砂糖煮粥。可作为食疗，在两餐之间当点心服，不宜空腹食，尤适用于高血压兼有积滞或高脂血症者。（《粥谱》）

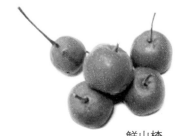

鲜山楂

5.菊花糯米酒治肝阳上亢型高血压

甘菊花10克（剪碎），糯米酒适量。在锅内拌匀，煮沸，顿食。每日2次。适用于高血压肝阳上亢见有眩晕，面红目赤，急躁易怒，口苦咽干等。（《中药学》）

6.绿茶苹果皮蜂蜜水治高血压

绿茶1克，苹果皮50克，蜂蜜25克。将苹果皮洗净，加清水至450毫升，煮沸5分钟，加入蜂蜜、绿茶即可。分3次温服，日服1剂。治疗高血压。

7.莲心绿茶水治高血压

绿茶1克，莲心干品3克。将莲心、茶叶一起放入茶杯内，用沸水冲泡，立即加盖，5分钟后可饮，饭后服。反复泡饮，至味淡为止。适用于高血压心肝火旺见有口苦咽干、舌尖红或痛的患者。（《中药大辞典》）

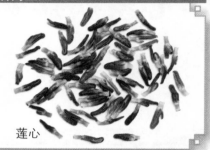

莲心

8.地骨皮煎水治高血压

地骨皮30克。水煎2次，早晚分服，一日1剂，30天为1个疗程。可治疗原发性高血压。（《中药大辞典》）

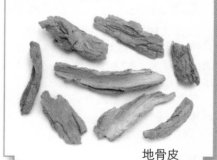

地骨皮

9.乌龙茶杭菊花水治阴虚阳亢型高血压

乌龙茶（或龙井茶）3克，杭菊花10克。开水泡茶饮用。不宜太浓，以免失眠、心慌。用于肝阳上亢，阴虚阳亢型高血压，见有头晕头痛，颜面潮红等。

10.醋泡黄豆防治高血压

醋、黄豆适量。黄豆炒熟，装入瓶中占1/3，倒入食醋，加盖，1周即成。每日饮1匙，若腹泻减量。此品用于软化血管，对于血管硬化久服效优。

11.炒杜仲治高血压

炒杜仲30克。水煎2次，混合药液，早晚分服，每日1剂。可补肾，治疗高血压。

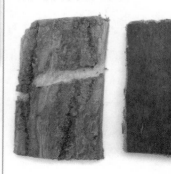

杜仲

12.醋泡花生米治高血压

花生米适量、米醋适量。浸泡5日后食用，每晨空腹吃10粒。用于软化血管。（《单方验方》）

13.葛根煎剂治高血压项背强痛

葛根10～15克。水煎2次，早晚分服，每日1剂。1～2周为1个疗程。可治疗高血压项背强痛，同时对高血压的头痛、头晕、耳鸣及肢体麻木也有一定的改善作用。（《中药大辞典》）

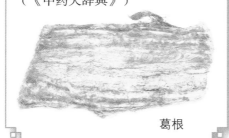

葛根

14.桑椹蜂蜜水治高血压兼肾虚

鲜桑椹果1000克（干品用500克），蜂蜜300克。将桑椹果洗净，水煎，每半小时取汁1次，再加水煎煮，共2次，合并煎液，以小火熬浓，至黏稠时加入蜂蜜，至沸停火，冷却后装瓶备用。沸水冲饮，每次1汤匙，每日3次。用于高血压肾虚，兼有腰酸、腰痛等。

15.胡萝卜粥治高血压兼消化不良

新鲜胡萝卜、粳米各适量。将胡萝卜洗净切碎，与粳米同入锅内，加清水适量，煮至米开粥稠即可。早晚餐温热食。适用于高血压兼有消化不良、久痢、营养不良等。（《本草纲目数据库》）

16.罗布麻降压茶

罗布麻叶6克，山楂15克，五味子5克，冰糖适量。将上四味开水冲泡，不拘量，代茶饮。此茶久服可降低血脂，降低血压，并可防治冠心病。（《本草纲目数据库》）

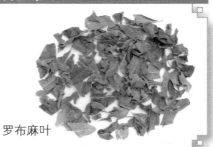

罗布麻叶

17.青葙子治高血压

青葙子30克。水煎2次，分服，可清肝火降血压，治高血压兼热象者较适宜。（《中医杂志》）

18.何首乌预防高血压

何首乌30克。水煎2次，早晚分服，每日1剂，能降低胆固醇，可预防高血压。（《中药学》）

19.牡丹皮煎水治疗高血压

牡丹皮30克。水煎2次，分次服用，可凉血降压，治疗高血压近期疗效较好。（《辽宁医学杂志》）

20.决明子治高血压

炒决明子30克。水煎代茶饮用。决明子可降低血清胆固醇，治疗高血压。（《中药大辞典》）

21.钩藤冰片水浴脚治高血压肝阳上亢

钩藤20克（剪碎，布包），冰片少许。放盆内并加热水，浴脚，每次30～45分钟（可不断加热水保持水温）。早晚各1次，10日为1个疗程，连续2～3个疗程。（《本草纲目数据库》）

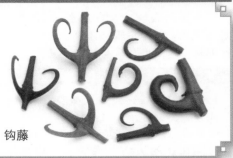

钩藤

22.寄生杜仲汤治疗高血压阴阳两虚

桑寄生、川杜仲各12克，玄参15克。水煎服，每日1剂。适用于高血压阴阳两虚证。（《单方验方》）

23.葛根粉粥治高血压

葛根粉30克，粳米50克。将粳米浸泡一宿，与葛根粉同入沙锅内加水500克，用文火煮至米开粥稠即可。当半流质饮料，不计时稍温食。适用于高血压兼有糖尿病，口渴多饮者。（《太平圣惠方》）

24.柿子牛奶治高血压

柿子、牛奶。用未成熟的柿子榨汁。每日服20～40毫升，分3次和牛奶一起饮服。（《食到病除》）

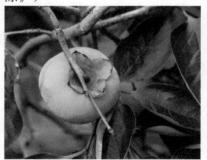

柿子

25.菊楂决明饮治高血压兼高脂血症

菊花10克，生山楂片15克，决明子15克。将决明子打碎，同菊花、生山楂片水煎。代茶饮，可酌加白糖。适用于高血压兼有高血脂患者，对高血压兼阴虚阳亢、大便秘结等症更有效。（《单方验方》）

26.鲜蘑菇、香菇用于高血压食疗

鲜蘑菇或香菇30克（干品减半）。煮食，每日1次，经常服用。（《本草纲目数据库》）

27.秋后黄瓜秧治高血压眩晕耳鸣

秋后黄瓜秧100克，沸水冲泡，代茶频饮。适用于高血压眩晕耳鸣，头痛，口苦舌红。（《中国民族民间秘方大全》）

28.海带决明子水治高血压肝热阳亢证

海带30～50克，决明子20克。水煎服，每日1剂。可清泻肝热，治疗高血压肝热阳亢证。见头痛眩晕，面赤目红，口苦咽干，便秘尿黄等。（《本草纲目数据库》）

29.鲜葫芦汁治高血压

鲜葫芦、蜂蜜各适量。将鲜葫芦捣烂绞取其汁，以蜂蜜调匀。每服半杯至1杯，每日2次。（《偏方大全》）

30.藕节荞麦叶治高血压引起的眼底出血症

藕节3个，荞麦叶50克。水煎服。用于高血压引起的眼底出血症。（《食到病除》）

31.蚕豆花龙井茶治高血压

蚕豆花、龙井茶各适量。将蚕豆花焙干和龙井茶一起用开水泡，经常饮用。适用于各型高血压。（《偏方大全》）

32.按摩涌泉穴防治高血压

涌泉穴在足底部，脚趾向下勾起足前部的凹陷处，约当足底2、3趾缝纹头端与足跟连线的前1/3与后2/3的交点上。

33.何首乌粳米粥治阴虚阳亢型高血压

何首乌60克，粳米100克，大枣3枚，冰糖适量。何首乌煎取浓汁，去渣，入粳米、大枣，加冰糖适量，煮为粥。早晚服用。治高血压阴虚阳亢证。

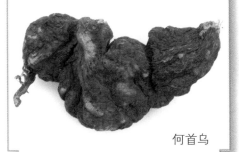

何首乌

34.海蜇荸荠汤治高血压

海蜇皮30克，荸荠50克。将海蜇皮洗净，荸荠去皮切片同煮汤。吃海蜇皮、荸荠，饮汤，每日2次。可清热化痰，滋阴润肺。适用于阴虚阳亢的高血压。（《常见病自疗精粹》）

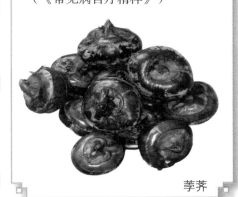

荸荠

005

35.莲子粳米红糖粥用于高血压食疗

莲子粉15克，粳米30克，红糖适量。将上三味同入沙锅内煎煮，煮沸后即改用文火，煮至黏稠为度。可随意服食。补脾止泻，益肾固精，养心安神。适用于高血压及脾虚泄泻等。《太平圣惠方》

36.夏枯草煲猪肉治疗高血压

夏枯草20克，瘦猪肉50克。将夏枯草、瘦猪肉(切薄片)文火共煲汤。每日服2次。吃肉，喝汤。适用于高血压肝热郁结者。（《食物疗法》）

37.臭梧桐叶治原发性高血压

臭梧桐叶30克。水煎时间不宜过长，一般5～10分钟即可，饮服。每日1剂。治疗原发性高血压疗效明显。臭梧桐具有缓和持久的降压作用。（《中药大辞典》）

38.柠檬马蹄汤治高血压

柠檬1个，马蹄（荸荠）10个。水煎。可食可饮，常服有效。治高血压，对改善心肌梗死症状也大有益处。（《偏方大全》）

39.车前子煎剂治高血压

车前子30克。布包裹，水煎2次，混合后，分2次服用。每日1剂。可清热利尿，治疗高血压有效。（《中药大辞典》）

40.鲜茼蒿汁治高血压头昏脑涨

鲜茼蒿1握，洗净，切碎，捣烂取汁，每次服1杯，温开水送服，一日两次。适用于高血压头昏脑涨。（《中国秘方大全》）

茼蒿能安心气，养脾胃，消痰饮，利肠胃。（《千金方》）

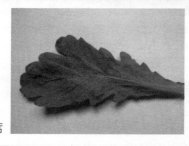

茼蒿

41.芹菜苦瓜水治高血压病初期

芹菜500克，苦瓜100克。水煎服。用于高血压病初期。（《单方验方》）

42.白梅花决明子泡服治高血压

白梅花3克，决明子10克。开水泡饮，代茶饮。可清肝疏肝降压，治疗高血压有良效。（《百花治百病》）

43.三张叶全株治高血压

鲜三张叶全株15～30克。水煎频饮。可平肝，治疗高血压头昏。（《中药大辞典》）三张叶异名：三块瓦、三叶珍珠草。

44.芹菜粥治高血压

新鲜芹菜60克，粳米50～100克，将芹菜洗净，切碎，与粳米入砂锅内，加水600克左右，同煮为菜粥。每天早晚餐时，温热食。此粥作用较慢，需要频服久食，方可有效。（《本草纲目数据库》）

45.菊花绿茶槐花茶治高血压病早期

菊花、槐花、绿茶各3克。将前三味放入瓷杯中，以开水冲泡，盖严温浸5分钟，代茶频饮。适用于早期高血压病或症状性高血压。（《单方验方》）

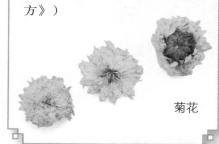

菊花

46.大蓟治疗高血压

大蓟15～30克。水煎2次，去渣混合药液，每次服用100毫升，每日2次，每日1剂，治疗高血压。（《南京药学院·大蓟降压作用研究》）

30 种偏方治疗冠心病

1.三七粉治冠心病

三七粉3克。温开水送下。每日2次。可散瘀止痛，主治冠心病心绞痛。（《中药学》）

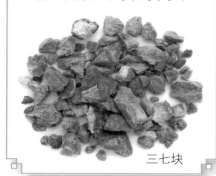

三七块

2.海带决明子煎剂治阴虚阳亢型冠心病

海带9克，决明子15克，新鲜生藕20克。水煎去渣调味。用于冠心病阴虚阳亢证。（《单方验方》）

3.山楂韭菜白扁豆汤治冠心病胸阳痹阻证

山楂30克，白扁豆20克，韭菜30克，红糖40克。前二味水煎煮，滤汁将韭菜烫熟，再加红糖调味服食，每天1剂。主治冠心病有胸中闷塞、阵发性心痛、心悸等。

4.适量饮葡萄酒可预防冠心病

葡萄酒或白兰地（以低度酒为宜）。每天用餐时适量酌饮，可预防冠心病。（《偏方大全》）

5.蜜饯山楂治冠心病

生山楂500克，蜂蜜250克。将生山楂洗净，去果柄果核，水煎煮至七成熟烂，将水耗干时加入蜂蜜，再以小火煮熟透收汁即可。待冷，放入瓶罐中贮存备用。每日3次，每次15～30克。适用于冠心病肉食不消化腹泻者。（《医钞类编》）

6.玉竹猪心治冠心病阴虚心神不安

玉竹50克，猪心500克，生姜、葱、花椒、食盐、白糖、味精、香油适量。将玉竹切段，用水煎熬2次，收取药液1000毫升。然后将猪心剖开，洗净血水，与生姜、葱、花椒同煮到猪心六成熟时，将它捞出晾凉后放入玉竹汁锅内，用文火煮熟，放入食盐、白糖、味精和香油，加热成汁浓即成。每日2次，佐餐食。适用于冠心病阴虚心神不安者。（《本草纲目数据库》）

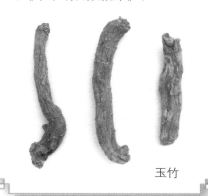

玉竹

7.水蛭治冠心病、心绞痛

水蛭250克。将水蛭烘干，研细末，每次开水送服0.3～0.5克，每日服2次。治疗瘀血内阻，心腹疼痛。连服4周为1个疗程。水蛭即为蚂蟥。（《中药学》）

另：水蛭，新瓦上焙干，研细末，热酒调下3克。治骨折伤疼痛不止。（《中药大辞典》）

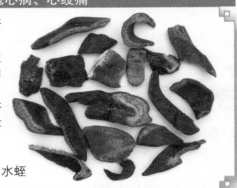

水蛭

8.山栀芎附汤治冠心病

山栀（炒）12克，制附子6克，川芎6克。先煎附子30分钟后，入栀子、川芎，再煎煮30分钟，滤出药液，药渣加水再水煎1次，2次水煎液混合后分上、下午服用，每日1剂。可活血通胸阳，治疗冠心病。（《中药学》）

9.益母草鸡蛋汤治冠心病

益母草30克，鸡蛋2个，红糖适量。将益母草与蛋放入适量水中同煮，蛋熟后剥去蛋壳，加入红糖，复煮片刻，吃蛋喝汤。主治血瘀型冠心病。（《本草纲目数据库》）

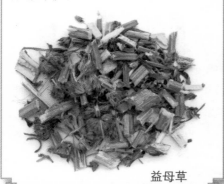

益母草

10.瓜蒌薤白白酒汤治阳虚寒凝冠心病

瓜蒌30克，薤白15克，白酒30克。水煎2次，混合后分上、下午服，每日1剂。可温阳散结，治疗冠心病阳虚寒凝见胸闷、胸痛等。（《金匮要略》）

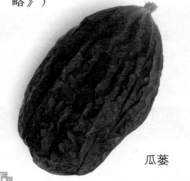

瓜蒌

11.核桃仁桃仁治冠心病阳虚

核桃仁750克，桃仁250克，红糖1000克。前二味捣碎，与红糖混合，每次服30克，每日3次，温开水送下。可补阳，益气养血，用于冠心病阳虚，胸闷心痛，心悸气短，腰酸腿软，畏寒，面色苍白或手足发凉等。（《本草纲目数据库》）

12.山楂荷叶饮防治冠心病

山楂15克，荷叶12克。将山楂、荷叶水煎代茶饮，不拘时。可活血化瘀，消导通滞。适用于高血压兼有高脂血症的患者。（《本草纲目数据库》）

13.三七红枣鲫鱼汤防治冠心病

三七10克，红枣15枚，去内脏鲫鱼1条（约150克），陈皮5克。加清水1000毫升，共煲2小时，加食盐少许调味。可活血化瘀止痛，防治冠心病。（《民间实效验方宝典》）

14.丹参防治血瘀阻滞型冠心病

丹参15克，降香3克。开水泡，代茶饮，至味淡为止，每日1~2次。治疗冠心病。丹参可活血止痛，凉血清心。治冠心病瘀血阻滞证，症见胸闷、胸痛。（《中药学》）

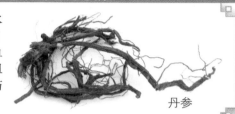

丹参

15.蒸黑木耳防治冠心病

黑木耳6克，冰糖适量。将木耳浸泡10小时，蒸1小时后加冰糖，睡前服。常食用可防治冠心病。黑木耳具有抗动脉粥样硬化、抗血栓作用。（《本草纲目数据库》）

16.丁香檀香肉桂粉治冠心病

公丁香粉1.5克，肉桂粉1克，檀香粉0.5克。拌匀，每次服1.5克，每日2次，温开水送下。可通胸阳止疼痛，治疗冠心病心悸、心痛兼四肢不温者。

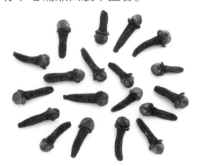

丁香

17.何首乌草决明枸杞子茶防治冠心病

何首乌、草决明、枸杞子各5克。沸水冲泡代茶饮。何首乌可补益精血，药理研究证明能减轻动脉内膜斑块的形成和脂质的沉积；草决明能抑制主动脉粥样硬化斑块的形成。

18.桑寄生治冠心病肝肾阴虚者

桑寄生适量，研细末。每次18克，每日2次，开水冲服。可补肝肾，治疗冠心病心绞痛肝肾阴虚者。可见胸中闷塞，夜间胸痛，口干，夜寐不宁，盗汗，腰酸腿软等。桑寄生能明显增加冠状动脉血液流量，扩张冠脉。

19.丹参酒治冠心病胸闷胸痛

丹参10克，低度白酒1000毫升。先将白酒兑成40度，再将丹参入酒中，浸泡7天即可服用，每天早晚各饮25~50毫升。可活血，止痛，化瘀，生新。用于冠心病、高血压。（《四川中医》）

20.川芎红花治疗冠心病

川芎、红花各9克。水煎2次，混合药液，早晚服用，每日1剂，可活血行气止痛，治疗冠心病心绞痛。（《北京地区冠心病协助组资料汇编》）

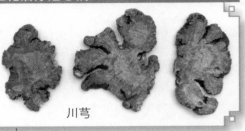

川芎

21.玉竹治冠心病

玉竹12克，水煎代茶频饮。药理研究证明：玉竹有强心、缓解动脉粥样斑块形成及降血脂作用。（《中国秘方大全》）

22.薤白粥治阳虚寒凝冠心病胸闷

薤白10～15克(鲜者30～60克)，葱白2茎，白面粉100～150克(或粳米50～100克)。先把薤白、葱白切碎，与白面粉用冷水和匀后，调入沸水中煮熟即可。或用粳米一同煮为稀粥。每日2～3次温热服。薤白可温阳散结，行气导滞。治疗阳虚寒凝，胸阳不振所形成的冠心病胸闷。（《普济方》）

23.山楂首乌玉米面防治冠心病

山楂60克，何首乌100克，玉米面50克（炒黄）。共研细末，每次服2～3匙（30～50克），每日3次。（《民间实效验方宝典》）

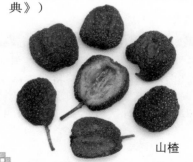

山楂

24.失笑散治气滞血瘀型冠心病

五灵脂、蒲黄各等量（1：1）。共研细末，每次服6克，每日2次，黄酒送服或开水冲服。或五灵脂、蒲黄各10克，用纱布包煎2次，混合后分上、下午服，每日1剂。14天为1个疗程，第1个疗程完后，停药3～5天，继续服用第2个疗程。可行气活血，化瘀通络，治疗阵发性心胸刺痛，痛引肩背，胸闷气短，舌边尖有瘀点。孕妇忌服。（《太平惠民和剂局方》）

25.蜂蜜首乌丹参汤治冠心病

蜂蜜25克，首乌、丹参各25克。先将两味中药水煎去渣取汁，再调入蜂蜜拌匀，每日1剂。可益气补中，强心安神。治冠状动脉粥样硬化性心脏病。（《偏方大全》）

26.红参三七粉治冠心病气阴两虚证

红参粉、三七粉各等量，拌匀，每次服1克，每日2次，温开水送下。可补血，化瘀止痛，治疗冠心病心悸，气短，自汗，失眠多梦，腰腿酸软。（《本草纲目数据库》）

27.香蕉蜂蜜茶防治冠心病

茶叶10克，香蕉50克，蜂蜜少许。沸水冲泡茶叶，香蕉去皮研碎加蜂蜜调入茶中，当茶饮。可防治冠心病动脉硬化。

28.当归黄芪羊肉汤治冠心病心悸

当归、黄芪、党参各25克，羊肉500克，葱、生姜、食盐、料酒、味精各适量。将羊肉切块，三味药装入纱布袋内，扎好口，与生姜25克及葱一起入锅，加适量酒、盐、水，用武火烧沸后，再用文火煨至肉烂即可，稍加味精，吃肉，喝汤。1剂分3天服完。持续吃一段时间。用于治疗冠心病阴阳两虚心悸、胸闷、气短、失眠等症状。（《本草纲目数据库》）

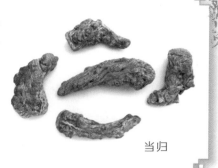

当归

29.菊花枸杞子茶防治冠心病

菊花10克，枸杞子12克。开水冲泡，代茶饮，每日1剂，可常服。可防治冠心病，降血脂，降血压。

30.羊奶防治冠心病

羊奶适量，煮熟温服，经常饮用。可防治冠心病。（《民间实效验方宝典》）

11 种偏方治疗心律失常

1.郁金治心脏过早搏动

郁金适量研为细末。每次口服5～10克，每日3次，3个月为1个疗程。可活血行气，治疗心脏过早搏动。（《单方验方》）

2.制附子治心律失常

制附子6～9克。水煎煮1小时，滤出药液，再煎一次，两次药液合并，早晚分服。每日1剂。可温阳散寒，治疗心律失常畏寒怕冷阳虚者。（《中药大辞典》）

3.延胡索治各种心律失常

延胡索100克。研粉，每次服5克，每日2次。可活血行气，治疗各种心律失常。（《北京医学》）

4.党参桂枝炙甘草汤治窦性心动过缓

党参30克，桂枝20克，炙甘草10克。水煎2次，混合药液分2次服用，每日1剂。可温通心脉，治疗心律失常之窦性心动过缓。

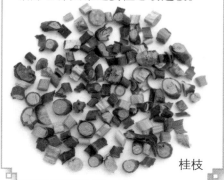

桂枝

5.灵芝研末治心律失常

灵芝1个。晒干研末，每次1～3克，每日2次。可益精气，强筋骨，治疗冠心病伴有心律失常者。（《中药大辞典》）

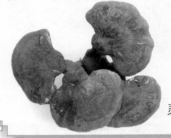

灵芝

6.蛋黄油治心律不齐

将煮熟的鸡蛋剥去皮，取蛋黄放入铁锅内，以文火煎熬出蛋黄油即可。每日服2次，每次1小匙，连续服用。可滋阴润燥养血，治疗心律不齐。（《偏方大全》）

7.朱砂治心律失常

朱砂1克，猪心1个。将朱砂塞入猪心中加水小火煨之，吃心喝汤，每日1次。10天为1个疗程，可清热镇心安神，治疗心律失常，窦性心动过速、心慌。（《单方验方》）

8.酸枣仁缬草汤冲服琥珀治心律失常

酸枣仁30克，缬草10克，琥珀1.5克。前两味煎2次，药液混合后冲琥珀，分早晚2次服用，每日1剂。可活血通脉，治疗心律失常兼失眠，多梦者。（《中药学》）

酸枣仁60克。炒熟，捣烂研末。每次6克。治心虚惊悸。（《圣惠方》）

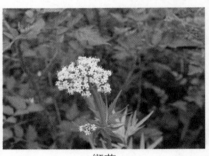

缬草

9.参芪苓竹汤治心脏过早搏动

玉竹、党参、黄芪各250克，茯苓300克，白糖适量。加水煎3次，合并煎液再继续以文火煎煮浓缩成膏，待降温后拌入白糖500克，混匀晒干后压碎装瓶备用。每次10克，以沸水冲服，每日2次。可补气养阴，治疗心脏过早搏动。（《单方验方》）

10.灵芝浸酒服用可治心律失常

灵芝100克，白酒1000毫升。将灵芝浸泡白酒中，1个月后，每日饮酒50毫升。可活血益精气，治疗心律失常。（《中药大辞典》）

11.西洋参黄芪治心律失常

西洋参15克，黄芪15克，甘草3克。泡服，代茶饮，每日一服。可补气养阴，治疗心律失常气阴双亏者。

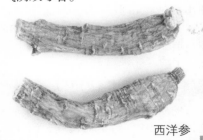

西洋参

9 种偏方治疗脉管炎

1.玄参银花当归治脉管炎

玄参、金银花各100克，当归50克，甘草15克。水煎服，每日1剂，连服20天。可凉血活血解毒，治疗脉管炎。

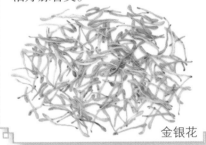

金银花

2.牛黄清络粉治血栓闭塞性脉管炎

水牛角粉30克，人工牛黄3克，三七15克，血竭15克。共研细末，每次2克，每日2次。可凉血活血解毒，治疗血栓闭塞性脉管炎。（《浙江中医杂志》）

3.蜗牛泥治脉管炎

活蜗牛。将活蜗牛洗净，连同壳捣成泥状。敷于溃烂面上，用湿纱布覆盖，每日换药1次。可通经活络，祛腐生肌。用治血栓闭塞性脉管炎。（《偏方大全》）

4.四季青治血栓闭塞性脉管炎

四季青30克。水煎2次，早晚服用，每日1剂。可清热解毒，治疗血栓闭塞性脉管炎，还可用于皮肤黏膜溃疡和多种感染性疾病。（《中药药理与应用》）

5.冬青当归金钱草汤治血管闭塞性脉管炎

毛冬青、当归各100克，金钱草150克，甘草50克。水煎服，每日1剂，分2次服。可清热解毒，活血止痛，治疗血栓闭塞性脉管炎。（《单方验方》）

6.当归丹参煎剂治血栓闭塞性脉管炎

当归24克，丹参30克，穿心莲15克，地龙10克。水煎2次，混合药液，早晚分服，每日1剂。可清热活血，通络，治疗血栓闭塞性脉管炎。（《中药学》）

7.猪蹄毛冬青汤治脉管炎

猪蹄1只，毛冬青根150克，鸡血藤50克，丹参50克。先用水煎药物，连煎2次，去药渣，混合药液，再同猪蹄共煮至蹄烂，吃肉饮汤。可清热活血通脉。用治血栓闭塞性脉管炎。（《偏方大全》）

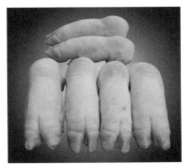

猪蹄

8.穿山甲治疗血瘀阻滞型脉管炎

穿山甲15克。将穿山甲用砂炒膨胀（即炮甲珠）。水煎2次，早晚分服。可活血通经，消肿止痛。治疗血瘀阻滞型脉管炎。（《单方验方》）

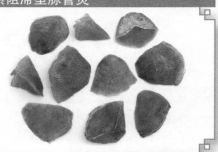

炮穿山甲片

9.玄参丹参煎剂治脉管炎

玄参30克，丹参30克，毛冬青30克，忍冬藤15克。水煎2次，混合药液后分2次服用，每日1剂。可清热解毒，凉血通络，治疗血栓闭塞性脉管炎局部溃烂流脓水者。（《中药大辞典》）

11 种偏方治疗低血压

1.芪麻鸡汤益气补虚治低血压

嫩母鸡1只，黄芪30克，天麻15克，葱、姜各10克，食盐15克，黄酒10克，陈皮15克。将母鸡去内脏，入沸水中焯去浮沫，冲洗。将黄芪、天麻装入鸡腔内，放于沙锅中，入葱、姜、盐、酒及陈皮，加水适量，文火炖至鸡烂熟，放胡椒粉少许即可食用。可补益肺脾，用治低血压引起的食欲不振，头晕目眩，眼冒金花，久立久卧突然起身时出现眼前发黑，并伴有心悸、面色苍白等。

2.荔枝大枣汤治低血压

荔枝干、枣各7枚。将荔枝干与大枣水煎2次混合药液，分2次服，每日1剂。可补虚理气，适用于低血压。（《本草纲目数据库》）

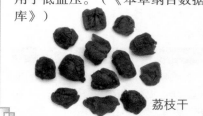

荔枝干

3.人参枳壳煎剂治疗低血压

人参10克，枳壳5克。水煎2次，混合药液，早晚服用，每日1剂，可补气升阳，健脾理气，治疗低血压头晕，腹胀纳差者。（《中药学》）

人参

4.肉桂桂枝五味子汤治低血压

肉桂、桂枝、甘草各10克,五味子25克。水煎2次,混合药液,早晚分服,每日1剂。可温阳散寒,治疗低血压四肢不温。(《单方验方》)

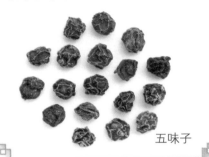

五味子

5.鱼鳔当归汤治疗再生障碍性贫血兼血压偏低

鱼鳔、当归各10克,枣10枚。将上三味水煎。每日2次,早晚分服。长期服用。可补血养血,适用于再生障碍性贫血头晕、血压偏低者。(《本草纲目数据库》)

6.母鸡黄芪粳米粥治久病体虚低血压

母鸡1只(1000~1500克),黄芪15克,粳米100克。将母鸡洗净煮鸡汤,黄芪煎煮后取药液,与鸡汤200毫升混合,每次以粳米100克煮粥。早晚趁热服食。可补气升阳,适用于低血压久病体虚气血双亏者。(《本草纲目数据库》)

7.山药天花粉煎剂治低血压

山药、天花粉各30克。水煎2次,混合药液,每日分2次服。可气阴双补,治疗低血压乏力、口渴者。

8.党参黄精炙甘草煎剂治低血压头晕

党参30克,黄精30克,炙甘草20克。水煎,早、晚各1次服。可补脾益气,用治低血压头晕。(《民间实效验方宝典》)

9.吴茱萸人参汤治疗低血压

吴茱萸、人参各5克。水煎煮2次,药液混合后早晚分服,每日1剂,可补气助阳,治疗低血压头晕、乏力怕冷畏寒者。

10.高丽参炙甘草汤治体位性低血压

高丽参10克,炙甘草5克。小火水煎2小时,顿服。可补气,适用于久立久卧突然起身时出现眼前发黑的体位性低血压。(《单方验方》)

11.龙眼粥治心脾亏虚型低血压

龙眼肉30克,小米50~100克,红糖适量。将小米与龙眼肉同煮成粥。待粥熟,调入红糖。空腹食,每日2次。可补益心脾,养血,用于低血压见气血不足、失眠多梦者。(《本草纲目数据库》)

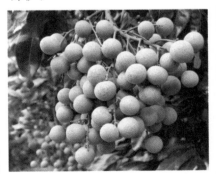

龙眼

5 种偏方治疗肺心病

1.蛤蚧红参丸治肺心病

蛤蚧、红参等量。将蛤蚧连尾涂以蜜酒,烤脆研细末,红参研末,混合均匀,炼蜜为丸,如豆粒大。每日2～3次,每次3克,长期服用。可补虚,治疗肺心病乏力体虚者。

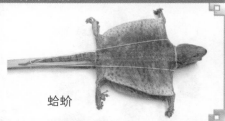

蛤蚧

2.参芪蛤蚧丸治肺心病缓解期

黄芪、党参各200克,白术150克,蛤蚧5对。共研末,炼蜜为丸,每丸重6克,早晚各服1丸。可补气,治疗肺心病缓解期乏力纳差者。(《单方验方》)

3.老茶树根治肺心病

老茶树根30克,黄酒适量。水煎茶树根去渣后,入黄酒调匀。每日2次分服,或睡前1次服下,连用1～2个月。治疗肺心病。

4.咖啡豆治肺心病

咖啡豆(炒)每日6～9克。浓煎,服饮有效。(《中国秘方大全》)

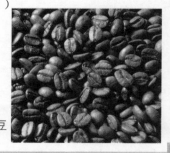

咖啡豆

5.玉竹煎水治冠心病或肺心病引起的心衰

玉竹25克。水煎2次,早晚服用,每日1剂。可养阴润燥,生津止渴,治疗风心病、冠心病或肺心病引起的心力衰竭口干口渴者。(《中药大辞典》)

9 种偏方治疗风湿性心脏病

1.地骨皮桃仁汤治风湿性心脏病

地骨皮30克,桃仁15克,炙甘草10克。水煎2次,药液混合后早晚分2次服用,每日1剂。治疗风湿性心脏病。(《单方验方》)

2.桑椹治肝肾阴虚型风湿性心脏病

干桑椹200克，白砂糖500克。将白砂糖放入沙锅内，加少许水用小火煎熬至较稠时，加入干桑椹碎末，搅匀，再继续熬至用铲挑起即成丝状而不粘手时停火，将其倒在表面涂过食用油的大搪瓷盘中，待稍冷，分割成小块，即可食用。辅助治疗风湿性心脏病肝肾阴虚者。

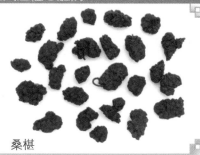

桑椹

3.梅花粳米粥治肝郁气滞型风湿性心脏病

梅花5～10克，粳米50～100克。加水煮粥，待粥半熟时，加入梅花、少许砂糖同煮即可。早餐服用，每日一次，连服7天。辅助治疗风湿性心脏病肝气郁滞者。

4.玉竹秦艽当归汤治疗风湿性心脏病

玉竹、秦艽、当归各9克，甘草3克。水煎2次，药液混合，早晚2次服用。每日1剂。可养阴补血，治疗风湿性心脏病。

5.鸽子山甲治风湿性心脏病

鸽子1只，炙山甲6克。将鸽子肉切块，炙山甲与鸽肉用清水煮烂，去掉山甲。所余肉和汤1日内吃完，连服10剂。可养血活血，通络化瘀。对早期风湿性心脏病有防治作用。（《偏方大全》）

6.琥珀猪心治风湿性心脏病心悸、气短、眩晕

猪心1个，琥珀粉、党参各5克。将琥珀粉、党参粉入猪心，加水小火炖煮熟透。食肉喝汤，隔天1次，连服数剂。可补心安神，活血祛瘀。用治风湿性心瓣膜病引起的心悸、气短、乏力、纳差、失眠健忘者。

7.海带薏苡仁鸡蛋汤防治风湿性心脏病

海带30克，薏苡仁30克，鸡蛋3个，盐、食油、味精、胡椒粉适量。将海带切成条状，与薏苡仁共放入高压锅内，炖至极烂，连汤备用。铁锅放入食油，将打匀的鸡蛋炒熟，再将海带、薏苡仁连汤倒入，加盐、胡椒粉适量，稍煮片刻，起锅时加味精，即可服食。辅助治疗风湿性心脏病。

8.枣树皮炙甘草防治风湿性心脏病

枣树皮30克。水煎2次，混合药液后，冲红糖15克，每日1～2次服用，每日1剂。适用于风湿性心脏病。

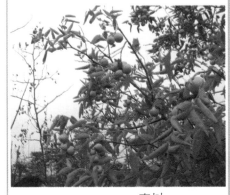

枣树

9.梨树叶、竹叶辅助治疗风湿性心脏病

梨树叶20克，竹叶6克。水煎2次，药液混合后，早晚2次服用，每日1剂。辅助治疗风湿性心脏病。（《单方验方》）

梨树叶捣汁服，变可治疗小儿疝气。（《食物本草》）

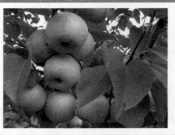

梨树叶

6 种偏方治疗充血性心衰、水肿

1.鲜椰子浆煲鹌鹑食疗充血性心衰、水肿

鹌鹑4只，雪蛤膏6克，椰子1个，党参15克，红枣10枚，生姜两片、盐少许。将雪蛤膏头晚浸透发开，拣去黑子及杂物，再用清水漂洗干净。椰子去壳取肉，保留椰子水。鹌鹑杀洗干净，去毛，去内脏。红枣去核；生姜去皮，切两片。瓦煲内加清水和椰水，用猛火煲至水滚，放入材料煲滚后改用中火煲3小时，加盐调味即可。也可取鲜椰子汁适量饮服，对充血性心衰、水肿有益。椰子浆可扩充血容量，利水消肿。

2.葫芦壳冬瓜皮西瓜皮辅助治疗心脏病水肿

葫芦壳3～6克，冬瓜皮、西瓜皮各3克，鲜品加倍，水煎服。此方利尿效果显著，主治心脏病水肿。（《中国秘方大全》）

3.香加皮治疗心衰

香加皮10克。水煎服，每日代茶饮，可强心利尿，治疗心衰水肿。（《中药大辞典》）

4.老茶树根治疗充血性心衰、水肿

老茶树根30克。水煎去渣，以米酒调入，一日两次分服，或睡前服1次，连服一至两个月，主治充血性心衰、水肿。（《中国秘方大全》）

5.核桃红枣食疗治心衰水肿

核桃20个（去皮），红枣20个（去核），共捣烂，加入蜂蜜50克熬成膏，每次服3匙，黄酒冲服。治疗心力衰竭造成的循环障碍引起的水肿有效。

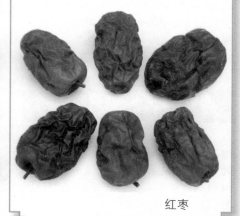

红枣

6.高丽参、西洋参治充血性心衰、水肿

高丽参9克，西洋参6克，大红枣5枚。放入陶罐中，加入清水，置内锅，外锅加水（即隔水炖），文火清炖至少3个小时，方可取出，趁热服。连服5剂，可治疗心衰水肿。

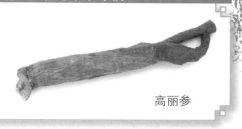

高丽参

19 种偏方治疗心悸

1.朱砂猪心治心悸

朱砂1克，猪心1个。将朱砂装入猪心内，加适量的水蒸煮，熟后食用。主治心脏病心悸，心慌，失眠。（《中国秘方大全》）

2.人参麦冬炙甘草煎剂治心悸

人参10克，麦冬9克，炙甘草6克。水煎2次，早晚分服，每日1剂，可补气养阴安神，治疗心悸、失眠。（《中药学》）

3.莲子莲藕粉辅助治心悸

莲子（带心）、莲藕粉等量，将莲子研磨成粉，二者混合煎汤吃，常食用，效果更好。（《中药大辞典》）

4.莲子桃仁汤治心悸烦躁

莲子20粒，龙眼肉10粒，桃仁30粒，酸枣仁12克。糖水同煮。主治心脏病患者伴有心悸怔忡，神志不安，烦躁，无端忧虑或紧张等。

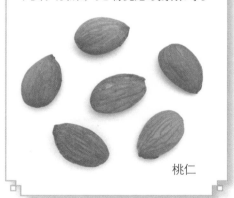

桃仁

5.五味子菟丝子茯苓汤治心悸

五味子6克，菟丝子、茯苓各9克，水煎2次，去渣合并药液，分2次，服用时加蜂蜜，每日1剂。治脾胃虚心慌，心悸者（《中药学》）

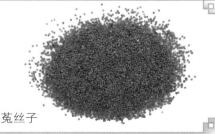

菟丝子

6.三参饮治心悸

丹参30克、党参15克、苦参15克。水煎2次，混合药液，早晚服用，一日1剂。可活血祛瘀，补气养血，燥湿，治疗心悸心慌者。（《中药学》）

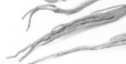

丹参

7.五味子治心悸失眠

五味子40克，白酒50毫升。将五味子浸泡白酒中，放置1个月后，每天饮酒5毫升，如果不耐酒量者，可每次服2.5毫升，一日服2次。可补肾气安心神，治疗肾虚心悸、头晕、失眠、健忘者。（《中药大辞典》）

8.人参龙骨丸治心悸盗汗者

人参18克，煅龙骨15克，炒莲子90克，茯苓30克。共为细末，麦冬酒煮捣烂为膏，加面粉少许，做成梧桐子大丸，早晚各服9克，米汤送下。可补气养心，治疗心悸盗汗。（《方脉正宗》）

9.菖蒲茶治心悸健忘

石菖蒲1.5克，酸梅肉2枚，大枣肉2枚，砂糖适量。先将菖蒲切片，放茶杯内，再把大枣、酸梅、砂糖一起煮沸，然后倾入茶杯，将杯盖紧密封15分钟后服用。常饮用，可安神定志，治疗惊恐心悸、失眠健忘、不思饮食者。

10.桂圆莲子芡实汤治心悸失眠、自汗盗汗

桂圆肉4～6枚，莲子20克，芡实20克。水煎汤于睡前服，连服3～5天。适用于心悸失眠，自汗盗汗。（《常见病自疗精粹》）

11.茉莉花茶治心悸失眠多梦

石菖蒲6克，茉莉花6克，清茶10克。将以上三味药共研粗末，沸水冲泡，每日1剂，随意饮用。可治疗心悸健忘、失眠多梦、神经官能症。

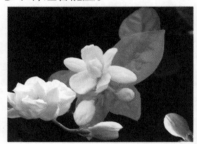

茉莉花

12.苦参治心悸脉数

苦参30克，水煎2次，早晚分2次服。可清热燥湿，适用于心悸脉数或脉促者。（《千金要方》）

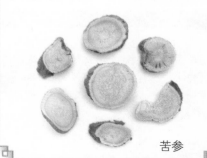

苦参

13.桂枝炙甘草汤治阳虚心悸

桂枝12克，炙甘草6克。水煎服，每日1次。主治阳虚心悸。（《中国当代名医秘验方精粹》）

14.丹参五味子治心悸兼神经衰弱者

丹参15克，五味子30克。水煎2次，药液混合，早晚分服，每日1剂。可活血安神，治疗心悸兼有神经衰弱者。（《中药大辞典》）

15.黄酒羊肉汤治心悸肢冷怕寒

羊肉50克，山药30克，红糖30克，黄酒30毫升。水煎，喝汤吃羊肉。每日两次。主治心悸，气虚神疲，肢冷怕寒。（《家庭常用药方集》）

16.生晒参治心慌

生晒参5片，炒葵花籽50克。生晒参开水冲泡代茶饮，平常吃瓜子，边吃瓜子边服参茶，长期服用。主治心悸心慌，口干，眩晕，失眠。《常见病自疗精粹》）

17.酸枣仁竹叶汤治心悸怔忡

酸枣仁适量。炒后，研为细末，每服9克，用竹叶汤送服。（《三补简便验方》）

18.龙眼肉包松子辅助治疗心悸

龙眼肉包裹松子仁二三粒，捏成球状，每天吃5个，对心脏病心悸怔忡皆有辅助治疗效果。（《中国秘方大全》）

19.花生壳大枣水辅助治疗心悸

花生壳50克，大枣15个。水煎服，每日两次。辅助治疗心悸。（《家庭常用药方集》）

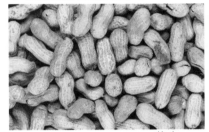

花生

021

9 种偏方治疗血管硬化

1.绞股蓝防治动脉硬化

绞股蓝10～20克，水煎服。每日1次。或用新鲜绞股蓝洗净拌面蒸熟当菜吃。可清热益气，治疗动脉硬化四肢麻木，头晕等。绞股蓝具有增加冠脉血流量，抗心肌缺血，增加脑血流量，抑制血栓形成等作用，老年人常吃绞股蓝非常有益处。（《民间实效验方宝典》）

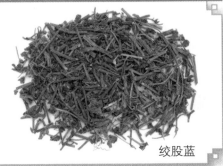

绞股蓝

022

2.双耳汤软化血管防治动脉硬化

白木耳、黑木耳各10克，冰糖5克。黑、白木耳温水泡发，放入小碗，加水、冰糖适量，置蒸锅中蒸1个小时。饮汤吃木耳。黑木耳能阻止血液中的胆固醇在血管壁上的沉积和凝结，适于血管硬化、高血压、冠心病患者食用。

3.槐叶玉米汤防治血管硬化

春天采收鲜嫩的国槐叶备用，做玉米糁汤时适当往锅里放些槐叶。可滋阴降火，预防血管硬化，治疗高血压。槐叶里含有芦丁，可防治血管硬化。（《民间实效验方宝典》）

4.油炸核桃仁辅助治动脉硬化头晕、记忆力下降

核桃仁250克，白糖30克，清水半杯，麻油250克。锅内倒入麻油，待油热入核桃仁，用文火把核桃仁炸至金黄色捞出。另起锅加入清水，烧开放入白糖，文火熬糖汁，浓稠后入核桃仁，翻炒片刻，撒上少许精盐即可食用。本方具有补肾健脑的功效。用于动脉硬化头晕，记忆力下降。（《益寿文摘》）

5.鱼鳞辅助治疗动脉硬化

鱼鳞（鱼种不限）适量。可将其洗净，捣碎，用文火熬成胶状，配适口佐料，待凉即成鱼鳞羹。鱼鳞能降低胆固醇，对于预防动脉硬化及心血管疾病有很好的效果，还可增强记忆力，有延缓脑细胞衰老的作用。

6.洋葱炒肉片预防动脉硬化

洋葱150克，瘦猪肉50克，酱油、盐、油、味精适量。油少许倒入锅内烧热，放入猪肉煸炒，再将洋葱下锅与肉同炒片刻，倒入各种调料再炒片刻即成。洋葱可预防动脉硬化。（《偏方大全》）

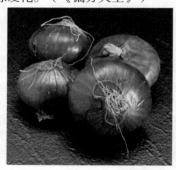

洋葱

7.醋泡花生米防治血管硬化

米醋、花生米各适量。以好醋浸泡优质花生仁，醋的用量以能浸透花生仁为度。浸泡1周后即可食用。每日早晚各吃1次，每次10～15粒。具有软化血管、通脉、降脂作用。治疗血管硬化、高脂血症。（《偏方大全》）

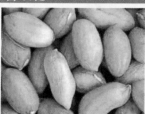

花生米

8.大蒜粥可软化血管

大蒜30克，粳米100克。大蒜去皮先煮1分钟后，再与粳米同煮粥。食用。

9.何首乌粥防治血管硬化

何首乌30克，粳米50克，大枣5枚。先煎首乌去渣取汁，再同粳米、大枣粥食用。

第二章

脾系疾病效验小偏方147首

37 种偏方治疗胃痛

1.良姜香附末治虚寒型胃痛

高良姜、制香附、延胡索各30克，姜半夏10克。共研末，每次3克，每日3次，饭前温开水送服。治疗虚寒型胃痛、肝气犯胃疼痛。（《四川中医》）

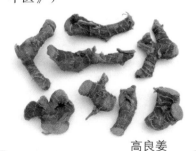

高良姜

2.附子木香药饼敷脐治胃痛

制附子、广木香、延胡索各10克，甘草4克。共研细末，生姜汁调匀，制成药饼，敷于脐腹部疼痛最明显处，可温中行气，散寒止痛，治疗脾胃虚寒型胃脘痛疗效较好。（《浙江中医杂志》）

3.胡椒杏仁研末治虚寒型胃痛

生胡椒10粒，大枣3枚，甜杏仁5个。混合捣碎，温开水调服，成人每日1剂，体弱者或儿童酌减，可温胃散寒止痛，治疗虚寒型胃痛。（《中医杂志》）

4.吴茱萸丸治胃寒疼痛

吴茱萸60克，肉桂、全当归各10克。研为末，蜂蜜做丸，如梧桐子大。每次3克，每日服3次。可补火助阳，散寒止痛，适用于寒性胃痛。（《单方验方》）

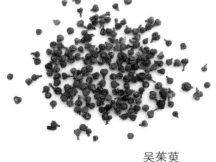

吴茱萸

5.丹参白檀香西砂仁末治气滞胃痛

丹参30克，白檀香、西砂仁各3克。研为末，每次2克，每日3次。可活血行气止痛，适用于各种胃痛。（《湖北中医杂志》）

另外，亦可单用砂仁（炒）研末，纱布包浸酒，煮饮。治胃痛。（《本草纲目》）

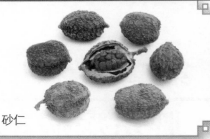

砂仁

6.炖猪肚胡椒治胃痛久治不愈

猪肚1个，胡椒10粒，姜5片。将胡椒和姜片纳入猪肚，隔水炖烂。每日早晚食用。可温中补脾，散寒止痛，治疗胃痛日久、身体虚弱、纳差消瘦等。（《偏方大全》）

7.核桃皮浸酒治各种胃痛

绿皮核桃皮100克，高度酒400克。把核桃皮浸入酒瓶中，密封10天即成。痛时饮用，每次5毫升。适用于各种胃痛。（《单方验方》）

8.蛤壳香附散治胃痛吐酸水

海蛤壳（煅）、香附各150克。共研成细末。每服15克，每日3次。可解郁止痛，适用于治胃脘痛兼有吐酸水者。

9.清炖鲫鱼治虚寒胃痛

鲫鱼250克，橘皮10克，生姜50克，胡椒2克，吴茱萸2克，黄酒50克，盐、葱和味精各适量。将橘皮、胡椒、吴茱萸一起包扎在纱布内，填鱼腹内。生姜片放鱼身上，加入黄酒、盐、葱和水15毫升，隔水清炖半小时后，取出药包，放入少许味精即成。具有温中补虚功效。适用于虚寒型胃痛，兼腹泻呕恶者有较好疗效。（《偏方大全》）

10.熊胆冰片胶囊治胆道蛔虫性胃痛

熊胆5克，冰片1克。研末和匀装入胶囊，每粒0.3克。每次服2～3粒，每日2～3次。可清热止痛，用于胆道蛔虫所致的胃痛。

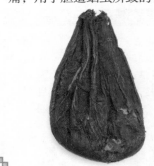

熊胆

11.田螺壳研末治胃痛吐酸水

田螺壳若干。用新瓦焙干，研为末。每次服15克，红糖水送下。适用于胃痛口吐酸水者。

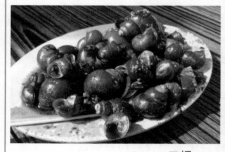

田螺

12.炖乌龟肉猪肚治胃痛嗳酸

乌龟肉200克，猪肚200克，盐少许。将乌龟肉、猪肚洗净切小块，加水、盐炖煮至肉烂。每日分3次吃完。可补中益气，健脾胃。治疗胃痛嗳腐吞酸者。（《偏方大全》）

13.白矾丸治胃痉挛

白矾9份，淀粉1份。用冷水化开，做成豆粒大药丸，用蜂蜜作引。每天服2次，每次服3粒。可燥湿消痰，主治急性胃痉挛。（《中草药新医疗法资料选编》）

14.失笑散治胃痛血瘀者

五灵脂、蒲黄各等份。共为细末，每次6克，醋、水各半同煎，每日1次。适用于血瘀胃脘痛，痛处固定，如针刺，舌有瘀点。（《方剂学》）

15.百合乌药煎剂治空腹胃痛

百合30克，乌药9克。水煎2次，混合后分上、下午服，每日1剂。适用于胃痛（萎缩性胃炎或溃疡）胃热阴虚者，症见胃脘痛、空腹时胃痛甚、口干欲饮、嘈杂等。（《本草纲目数据库》）

16.安中散治寒证胃痛

肉桂100克，高良姜120克，共研细末。每次3克，每日2次。可温中散寒止痛，治疗寒邪直中胃脘，疼痛拘挛，得温则减轻者。（《中药大辞典》）

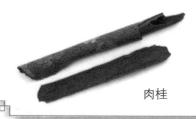

肉桂

17.刺猬皮治日久胃痛

刺猬皮焙干研末。每次1克，每日3次，黄酒送服。或与延胡索3克、香附3克同用，可活血行气止痛，治疗气血瘀滞胃痛兼呕吐者。（《中药大辞典》）

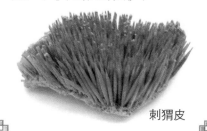

刺猬皮

18.玫瑰花膏治胃痛

玫瑰花100克捣碎，与白砂糖300克混匀，置阳光下，待糖溶化后服用，日服3次，每次10克。治疗胃痛、消化不良、肺结核咳血，此膏可以长期食用，具有强身健体，和脾健胃，润肤美容之功。（《中药学》）

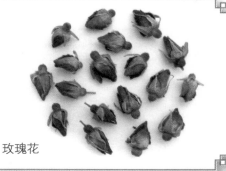

玫瑰花

19.鱼腥草消炎止痛治胃溃疡胃痛者

鱼腥草50克。加水500毫升，煮沸30分钟后滤去渣，当茶饮，每日2次。坚持服用1个月，可消炎止痛，治胃溃疡胃痛。（《中国民间疗法》）

20.文旦鸡治虚寒胃痛

霜打文旦（柚子）1只，童子母鸡1只，红糖、黄酒各适量。将柚子切碎同母鸡共置器皿中，加入酒、糖，煮至烂熟。1~2日内吃完。可温胃止痛，主治虚寒胃痛。（《偏方大全》）

21.荔枝核陈皮末治胃胀痛

荔枝核100克，陈皮10克。研末，每次饭前冲服10克。可燥湿散寒，和胃止痛。用治胃脘胀痛、嗳气吞酸等。

22.金铃子散治热证胃痛

延胡索、川楝子各等份。研末，每次3克，每日3次，蜂蜜水送服。可理中气，清胃热，止疼痛，治热证胃痛。

23.干姜胡椒末治胃寒疼痛

干姜10克，胡椒10粒。共研为末。每日2次，冲服。适用于胃寒疼痛，症见胃痛喜暖喜按，遇寒加重者。

24.延胡丹参五灵脂煎剂治瘀血胃痛

延胡索15克，丹参15克，五灵脂10克。将五灵脂布包，与前两药同煎煮，滤出药液后，药渣再煎一次，两次药液混合，分2次服用。可活血化瘀止痛，治疗血瘀胃痛，痛如针刺。（《中药大辞典》）

25.百合白芍汤治阴虚胃痛

百合30克，南沙参15克，白芍、甘草各10克。加水煎汤，过滤药液后，微温加白蜜适量。每日1剂。用于阴虚日久胃部隐隐作痛、胃脘嘈杂者。（《单方验方》）

26.佛手治肝胃气滞胃痛

鲜佛手25克（干品10克）。开水冲泡，代茶饮。佛手能疏肝理气、健脾化痰，治肝胃不和气滞胃痛。

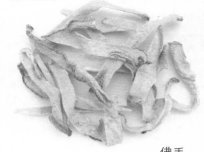

佛手

27.土豆泥治胃脘隐痛不适

土豆（不去皮）250克。将土豆加水煮熟，捣烂成糊状。服时加蜂蜜少许，清晨空腹食用，连服半月。可和中养胃。用于胃脘隐痛不适。禁食用发芽的土豆，否则轻者导致泻痢，重者中毒呕吐。

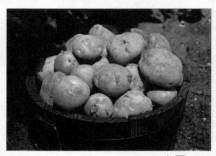

土豆

28.百合粥辅助治胃痛、烦躁不寐

百合60克，糯米100克。煮粥，食用时加红糖。每日1次，连服10天。具有健脾养胃安神作用，治胃痛、烦躁不寐。（《偏方大全》）

29.香附苏叶枳壳汤治气滞胃痛

香附10克，苏叶5克，枳壳6克。水煎2次，苏叶后下早晚服用，每日1剂。可理气宽中止痛，主治气滞胃脘胀痛。（《单方验方》）

30.葱头生姜泥外用治胃部受寒疼痛

葱头带须30克，生姜15克。捣烂炒热，用布包好，趁热敷在胃部。适用于胃寒疼痛。

31.香菜治食积或胃寒引起的胃痛

香菜50～100克。将香菜洗净捣烂取汁，顿服。适用于食积或胃寒引起的胃痛。（《浙江中医杂志》）

32.枳实山楂肉治气滞纳差胃脘痛

枳实9克，麦芽12克，山楂肉6克。水煎2次，混合后分上、下午服，每日1剂。可消食健胃，行气止痛，治疗气滞纳差腹胀胃痛。（《本草纲目数据库》）

33.乌贼骨等研末治溃疡胃痛

乌贼骨3份，白芍、川楝子、生甘草各2份。共研细末，每次服1.5克，日服3次，空腹温开水送下。据报道，有止痛之效，持久服之，可使溃疡面逐渐愈合达到治疗胃痛的目的。（《本草纲目数据库》）

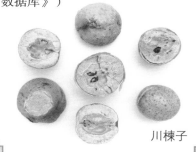

川楝子

34.米醋炒馒头治多种胃痛

馒头（去皮）1个，米醋120克。馒头切片，以文火与米醋共炒呈焦黄色。每次食10～15克，每日2次。具有消积散瘀作用，治多种胃脘疼痛。（《偏方大全》）

35.高粱根治纳差胃痛

高粱根3个。洗净，水煎2次。每日分2次饮用。可温中，利水。治脾胃虚寒、纳差所致的胃脘痛、心痛。

36.公鸡汤治胃痛不思饮食

公鸡1只，党参30克，草果3克，陈皮5克，桂皮5克，干姜10克，胡椒10粒。将所有药物用纱布包裹，入公鸡腹内，加水煮熟后取出药包，再加盐、酱油各少许，出锅时放入香葱。食肉饮汤。可健脾，温中散寒，治疗脾胃阳虚或气虚受寒所致的不思饮食、胃及腹部隐痛。

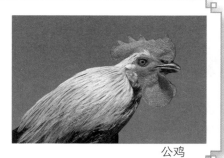

公鸡

37.香附茴香散治肝胃气滞型胃痛

生、熟香附各30克，炒小茴香30克。用武火短时间加热炒焦黄为度，共研极细末。一日量30～60克，早、晚服用或痛时急服，温开水送下。可行气散寒温中止痛孕妇和体弱儿童慎用。（《本草纲目数据库》）

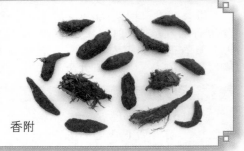

香附

15 种偏方治疗慢性胃炎

1.海龟版治慢性胃炎肝肾阴虚证

海龟版数个，红糖、陈皮适量。将海龟版煮成胶质，装瓶备用。每日1～2汤匙，加红糖适量，用煎好的陈皮水冲服。每日2～3次，连服15～20天。适用于慢性胃炎肝肾阴虚证。（《单方验方》）

2.枳实麦芽山楂汤治慢性胃炎饮食停滞证

枳实9克，麦芽12克，山楂肉6克。水煎2次，混合后分上、下午服，每日1剂。具有消食导滞和胃功效，适用于慢性胃炎饮食停滞证，胃脘胀痛，拒按，厌食欲吐，嗳腐酸臭等。（《本草纲目数据库》）

3.胃可宁丸治慢性胃炎胃酸较多者

浙贝母150克，海螵蛸150克，珍珠粉2克。将前二药研末，与珍珠粉调匀，加蜂蜜适量做成梧桐子大小的颗粒，每次服3～15粒，每日2～3次。治慢性胃炎胃酸较多。（《中成药》）

4.莱菔子粳米粥辅助治慢性胃炎胃胀者

莱菔子10～15克（研末），粳米50克。先煮米成粥，米将熟时，放入莱菔子末，至粥熟。加入白糖或盐少许，作早餐食。具有理气和胃消食功效，适用于慢性胃炎胃脘胀痛，嗳腐等。

5.干姜煎剂治慢性胃炎

干姜3～9克，蒲公英25～30克，延胡索10～30克，水煎2次，早晚分服，每日1剂。可消炎止痛。治疗慢性胃炎。（《陕西中医》）

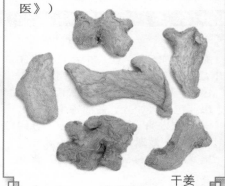

干姜

6.姜韭牛奶羹治慢性胃炎

韭菜250克，生姜25克，牛奶250克(或奶粉2汤匙，加水适量)。将韭菜、生姜切碎，捣烂，以洁净纱布绞取汁液，倾入锅内，再加牛奶，煮沸。每日早晚趁热顿服。可温胃健脾，适用于胃寒型胃溃疡、慢性胃炎、胃脘痛、呕吐等。（《丹溪心法》）

7.海螵蛸煎剂治慢性胃炎、胃溃疡吐酸水者

海螵蛸15克，明矾0.3克，延胡索10克。水煎2次，早晚分服，每日1剂。可行气止痛，抑制胃酸，治疗十二指肠溃疡、胃溃疡、胃及十二指肠复合型溃疡、慢性胃炎、十二指肠炎症等。（《中草药通讯》）

8.乌贼骨川楝末治慢性胃炎肝胃气滞证

乌贼骨3份，白芍2份，川楝子2份，生甘草2份。共研细末，每次服15克，日服3次，空腹温开水送下。可疏肝解郁，理气和胃，治慢性胃炎肝胃气滞证，胃脘胀满，疼痛连及两胁或后背，每遇精神刺激时疼痛加重，嗳气频作。（《本草纲目数据库》）

9.石斛粳米粥治慢性萎缩性胃炎胃热阴虚者

石斛12克，玉竹9克，大枣5枚，粳米60克。前二味水煎取汁，入大枣、粳米煮粥，每日早、晚餐服食，连服7～8天。可滋阴补虚，清虚热，用于慢性萎缩性胃炎胃热阴虚证。（《本草纲目数据库》）

10.蚕蛹焙干研末治慢性胃炎、胃下垂

蚕蛹适量。将其焙干研粉。每服5～10克，每日2次。适用于慢性胃炎、胃下垂。（《偏方大全》）

11.丁香厚朴木香汤治慢性胃炎兼胃胀者

丁香、厚朴各3～6克，木香3克。水煎服，一日1剂。可温中行气止痛，适用于慢性胃炎兼胃胀者。（《单方验方》）

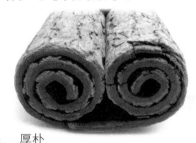

厚朴

12.地龙治慢性胃炎瘀血阻滞证

地龙适量。烤干研末，每次服2克，每日3～4次，饭后1小时服（服4次者每晚睡前加服1次），停用其他治疗。可活血化瘀，理气止痛，治慢性胃炎瘀血阻滞证，见胃脘疼痛，痛有定处而拒按，痛如针刺或刀割，病程日久。

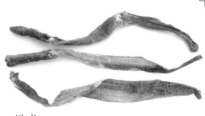

地龙

13.生姜橘子皮水治慢性胃炎

生姜、橘子皮各20克。水煎2次，药液混合，每日2或3次分服。可温中健胃，燥湿行气。用治慢性胃炎之胃痛、呕吐黏液或清水。

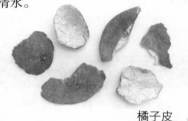

橘子皮

14.大米姜汤治慢性胃炎

干姜15克，大米100克。大米水浸泡后，用麻纸五六层包好，烧成灰，研细末，饭前用姜水冲服。分早晚2次，轻者1剂，重者连服3剂。服药期间以流食为主。可补中益气，调养脾胃。适用于慢性胃炎及腹泻。（《偏方大全》）

15.土半夏治胃炎

制土半夏9克。煎汤内服，每日1剂。可燥湿化痰，降逆止呕，治疗胃炎，胃溃疡。（《中药大辞典》）

20 种偏方治疗呃逆（打嗝）

1.沉香蔻仁汤治胃冷久呃

沉香、白蔻仁、紫苏各3克，柿蒂6克。前三味药研末，每次1克，柿蒂水煎送服，一日3次。可温中降逆，化湿止呃，适应于胃冷久呃。（《活人心统》）

2.橘皮竹茹汤治呃逆呕吐

陈皮10克，竹茹9克，生姜5克，大枣3枚。水煎2次，分次服用，每日1剂。可疏理气机，调畅中焦，降逆止呃，治疗呕吐、呃逆。（《金匮要略》）

3.鲜韭菜水治偶发呃逆

鲜韭菜1把。洗净捣烂取汁，加入1小杯烫热的黄酒趁热服下。如不饮酒，用开水加入韭菜汁同服亦有同样效果。适用于健康人偶发呃逆。（《单方验方》）

4.柠檬酒辅助治呃逆

柠檬1个，酒适量。将鲜柠檬浸在酒中，打嗝时吃酒浸过的柠檬（但不能吃柠檬皮），对呃逆治疗有辅助作用。（《偏方大全》）

5.生山楂水治顽固性呃逆

生山楂500克。将其压碎绞汁。每次口服15毫升，每日3次。适用于顽固性呃逆。（《单方验方》）

6.皂角粉治呃逆

皂角。去种仁研细末。吸入鼻中少许，至打喷嚏为止，每日3～4次，至愈为止。

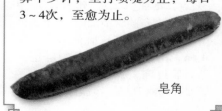

皂角

7.柿蒂瘦猪肉汤辅助治呃逆胃阴不足者

柿蒂30克，瘦猪肉100克。煮汤调味服食，连服3~4天。可补虚降逆，适用于呃逆胃阴不足证。（《单方验方》）

柿蒂

8.荔枝末治呃逆不止

荔枝7个。荔枝连皮核烧炭存性，研为末。白汤送服。可散滞气。治呃逆不止，咽喉肿痛。（《医方摘要》）

9.荜澄茄治呃逆

荜澄茄3克。水煎服，分次服用，每日1剂。可温中散寒，行气止痛，治胃寒脘腹冷痛、呕吐、呃逆。（《中药学》）

10.柿蒂治呃逆不止

柿蒂适量烧灰为末。每次6克，黄酒调服，每日3次。或用姜汁、砂糖等份调匀，炖热分数次服下。可降逆止呃，治疗呃逆不止。（《中药大辞典》）

11.枳壳木香研末治呃逆

炒枳壳15克，木香3克。共为细末，每次服3克，一日2次，米汤送服。可顺气止呃，治疗伤寒呃逆。（《本事方》）

12.冰糖芦根水治胃热呃逆

鲜芦根100克，冰糖50克。加水共煮，代茶饮。可清热生津，除烦止呕。治疗胃热引起的口臭、烦渴、呃逆、呕吐等。

13.白糖辅助治呃逆

白糖1汤匙。打嗝时立即吃1汤匙白糖。持续打嗝6周以上者，可重复使用此法数次。对呃逆有较好疗效。（《偏方大全》）

14.刀豆治呃逆

刀豆10克。取老刀豆，水煎20分钟，每日服用。可温肾降逆止呃，治肾虚呃逆。（《中药大辞典》）

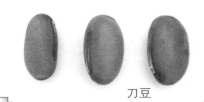

刀豆

15.荜茇煎剂治胃寒型呃逆

荜茇3克，干姜6克，厚朴6克。水煎2次，早晚服用，每日1剂。可温中散寒行气，治疗胃寒脘腹冷痛、呕吐、呃逆、泄泻等。（《圣济总录》）

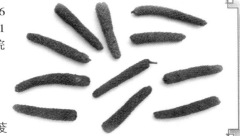

荜茇

16.刀豆壳治呃逆

刀豆壳10克。将刀豆壳烧炭存性，研末，开水送服，每日1次。可止呃，治疗虚寒呃逆。（《福建中草药》）

17.柿蒂黄连治胃热呃逆

柿蒂10克，黄连、竹茹各9克。水煎2次，药液混合，早晚分服，每日1剂。可清胃止呃，治疗胃热呃逆。（《中药学》）

18.青皮鸭蛋汤治病后呃逆

青皮鸭蛋1个。将蛋打开搅拌均匀，加入红糖。开水冲服。可理气止呃，适用于病后呃逆。（《单方验方》）

19.猪胆赤小豆末治热性呃逆

猪胆1个，赤小豆20粒。将赤小豆放入猪胆内，置阴凉处干燥后研末。每次1克，每日2次。（《单方验方》）

20.南瓜蒂辅助治呃逆

南瓜蒂5个。水煎服，每日1次。可辅助治疗呃逆。

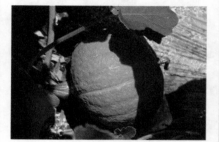

南瓜蒂

24 种偏方治疗呕吐

1.萝卜蜂蜜治恶心呕吐

萝卜1个，蜂蜜50克。将萝卜洗净切丝捣烂成泥，拌上蜂蜜。分2次吃完。健脾，和中，养胃。用治恶心呕吐。（《偏方大全》）

2.吴茱萸外敷治各种呕吐

炒吴茱萸30克，葱、姜各少许。共捣烂敷脐眼上，外用纱布覆盖。可温中散寒止呕，主治感受寒邪腹痛呕吐。

3.香薷汤治脾胃寒湿型呕吐

香薷10克，厚朴10克，白扁豆15克。水煎2次，混合后分上、下午服，每日1剂。可化湿止呕，适用于呕吐脾胃寒湿证，突然发病，呕吐清水，泻下清稀，腹部冷痛，喜按，喜温，喜热饮。（《本草纲目数据库》）

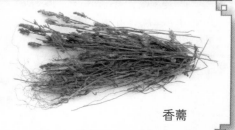

香薷

4.灶心土煎剂治虚寒呕吐

灶心土（伏龙肝）30克，干姜、法半夏各9克。水煎2次，混合后分2次服用。可温胃散寒，降逆止呕。治脾胃虚寒，胃气不降所致的呕吐。（《中药学》）

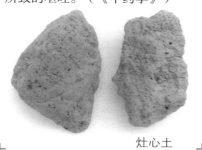

灶心土

5.芦根绿豆粥治胃热呕吐

绿豆、芦根各100克，生姜10克，紫苏叶15克。先煎芦根、姜，再下苏叶，片刻后，去渣取汁；绿豆煮粥，与药液混合，再稍煮片刻。任意食用。可止呕利尿，用于胃热呕吐及热病烦渴、小便赤涩，并解鱼蟹中毒。

6.甘蔗姜汁治吐食干呕

甘蔗汁半杯，鲜姜汁1汤匙。甘蔗捣烂绞取汁液。姜汁制法与此同。将两汁混合加温水饮用，每日2次。可清热解毒、和胃止呕。治胃癌初期、妊娠反应、慢性胃病等引起的反胃吐食或干呕不止。（《偏方大全》）

7.降香藿香煎剂治呕吐腹痛

降香6克，藿香9克，木香6克。水煎2次，药液混合，分次服用，每日1剂。能降气辟秽，和中止呕，用于秽浊内阻脾胃之呕吐腹痛。（《中药学》）

8.香薷厚朴汤治伏暑呕吐

香薷30克，厚朴、扁豆、炙甘草各10克。水煎2次，分早晚冷服，一日1剂。可祛湿和胃止呕，主治伏暑呕吐。（《单方验方》）

9.胡椒末敷脐治脾胃寒湿呕吐

胡椒9克。研为细末，填满肚脐，外用胶布固定，隔日更换1次。可辅助治疗呕吐。（《本草纲目数据库》）

10.生姜陈皮水治见食即吐

生姜60克，陈皮18克。将生姜捣烂，陈皮切碎，煮汤1碗。分几次服下。可温中行气止呕，主治见食即吐。

11.黄连香薷汤治脾胃湿热型呕吐

黄连3克，香薷8克，厚朴6克，白扁豆15克。水煎2次，混合后分上、下午服，每日1剂。适用于呕吐脾胃湿热证，症见：呕吐吞酸，胃痛嘈杂，心烦，口渴，小便黄。（《本草纲目数据库》）

12.胡椒生姜紫苏水治宿食呕吐

白胡椒、生姜、紫苏各5克。水煎2次，药液混合，分2次服，每日1剂。可温中理气止呕，治疗宿食呕吐。

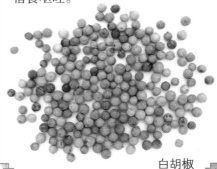

白胡椒

13.赭石柿蒂水治神经性呕吐

代赭石（煅）30克，柿蒂30克。水煎2次，早晚分服，一日1剂。可降逆止呕，治疗神经性呕吐。（《单方验方》）

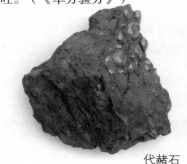

代赭石

14.蚕茧鸡子汤治反胃吐食

蚕茧10枚，鸡蛋2个。水煎蚕茧10分钟后入鸡蛋，煮熟后吃蛋饮汤。每日1~2次。可温胃补虚，治疗胃虚反胃吐食。（《普济方》）

15.旋覆半夏汤治呕吐不止

旋覆花9克，姜半夏9克，青皮6克。水煎2次，混合药液，早晚分服，每日1剂。可燥湿降逆止呕，治疗痰饮在胸膈，呕吐不止兼有食滞者。（《中药大辞典》）

16.黄连紫苏水治各种呕吐

黄连3克，紫苏5克。煎汁1小杯。频饮。可和胃止呕，适用于治疗各种呕吐。

17.苦参治脾胃湿热呕吐

苦参5克。水煎服，每日2次，或用苦参粉，装入胶囊，每次服0.5克（干粉），每日4次，连服1~2天。能清热燥湿止呕，治脾胃湿热呕吐。（《本草纲目数据库》）

18.大半夏汤治朝食暮吐，暮食朝吐

制半夏10克，人参9克，白蜜适量。水煎2次，早晚分服，每日1剂。可补气降逆止呕，治胃气虚呕吐。（《金匮要略》）

19.姜汁砂仁治胃寒呕吐、妊娠呕吐

鲜生姜100克，砂仁5克。将鲜姜捣烂为泥，用纱布挤汁。将姜汁倒入碗内，加水，放入砂仁，隔水炖半小时，去渣饮汤。可温胃散寒，行气止呕。治胃寒呕吐、腹痛、妊娠呕吐等。（《偏方大全》）

20.制半夏石斛煎剂治胃阴虚呕吐

制半夏10克，石斛、麦冬各9克。水煎2次，早晚分服，每日1剂。可养阴降逆止呕，治胃阴虚呕吐。（《中药学》）

21.小半夏汤治胃寒呕吐

制半夏10克，生姜3片。水煎2次，早晚分服，每日1剂。可温胃散寒，降逆止呕，治疗痰饮或胃寒所致的胃气上逆呕吐。（《金匮要略》）

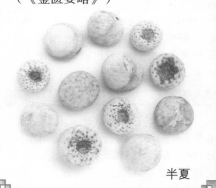

半夏

22.蛋黄姜粉治干呕

鸡蛋黄3个，干姜粉10克。将鸡蛋煮熟后取蛋黄，捣烂，加入干姜粉，以温开水送服。可除烦热、止呕逆。用治干呕不止。

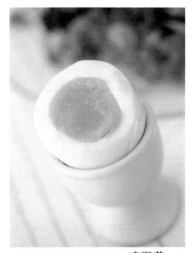

鸡蛋黄

23.百合鸡蛋羹治胃阴不足呕吐

百合75克，鸡蛋1个。将百合用清水泡一夜，煮水。鸡蛋煮熟后取蛋黄泥捣烂，入百合汤中，加少许冰糖。温服。可养胃阴止呕，主治呕吐胃阴不足者。（《单方验方》）

24.热敷葱白饼止久呕

葱白1握，食盐少许。葱白拌食盐捣烂，蒸熟捏成饼。敷于肚脐上，固定。可温中散寒降逆。用治久呕不止。

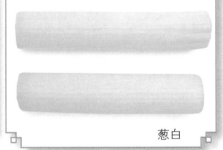

葱白

18 种偏方治疗胃及十二指肠溃疡

1.海蜇糖枣膏清热润肠治溃疡病

海蜇500克，大枣500克，红糖250克。将海蜇、大枣先煎15分钟后，加入红糖小火熬成膏状。每次1匙，每日2次。适用于胃及十二指肠溃疡。（《偏方大全》）

2.白藕汁治胃溃疡吐血

嫩白藕500克，白砂糖120克。将白藕连皮捣烂取汁，加入白糖调匀，频服用。主治胃溃疡吐血。

3.乌贼骨仙鹤草生地汤治胃溃疡出血

乌贼骨9克，仙鹤草、生地各30克。水煎2次，药液混合，早晚分服，一日1剂。治胃溃疡出血。

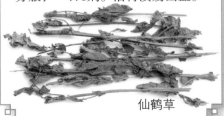

仙鹤草

4.侧柏叶辅助治胃溃疡出血

侧柏叶适量。捣烂过箩，研极细末。每次6克，不计时，米汤饮送服。治疗胃溃疡吐血。（《太平圣惠方》）

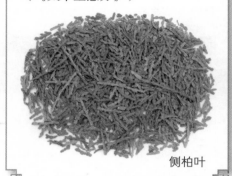

侧柏叶

5.糯米枣粥辅助治疗胃溃疡

糯米100克，红枣8克。煮粥，小火熬至极烂。日常食用。对胃及十二指肠溃疡、慢性胃炎有辅助治疗作用。

6.荷叶治胃及十二指肠溃疡出血

荷叶适量。焙烧存性，研成细粉。每日1次，每次6克，连用数日。可升发清阳，止血。治胃及十二指肠溃疡出血。（《肘后方》）

7.海螵蛸大黄粉治胃及十二指肠溃疡出血者

海螵蛸、生大黄等份各研细粉，混合装入胶囊，每个胶囊0.3克，每次3粒，凉开水送服，每日2次。可收敛止血，清热解毒，治疗胃及十二指肠溃疡引起的上消化道出血。（《中西医结合杂志》）

8.乌贼骨良姜汤治脾胃虚寒型胃及十二指肠溃疡

乌贼骨3份，香附2份，高良姜1份。共研细末，每次1.5克，每日3次，空腹温开水送下。可温中散寒，行气止痛，治胃及十二指肠溃疡脾胃虚寒者，胃脘隐痛，喜按，喜暖，吐清水，神疲乏力，四肢不温，大便稀溏。

9.莲草红枣汤治胃及十二指肠溃疡

鲜旱莲草50克，红枣8～10枚。将旱莲草、红枣加水煎煮半小时。滤出药液，再煎一次，两次药液混合，分次服用。可滋阴补血，止血。适用于胃、十二指肠溃疡出血，失血性贫血等。（《本草纲目数据库》）

10.蜂蜜辅助治胃及十二指肠溃疡

蜂蜜适量。空腹服用，早晚2次，温开水调服。坚持1个疗程（2个月）。对胃及十二指肠溃疡有明显的疗效。蜂蜜不仅能补中益气健胃、润肠通便，还能抑制胃酸分泌，减少胃黏膜的刺激而缓解疼痛。（《偏方大全》）

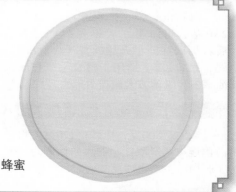

蜂蜜

11.洋白菜汁治胃溃疡疼痛

洋白菜2棵（甘蓝、圆白菜、包心菜）。捣烂取汁，每次饮150毫升。可清热散结，治疗胃及十二指肠溃疡疼痛，也是胃癌的预防药。（《偏方大全》）

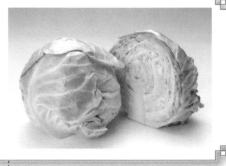

圆白菜

12.炖猪肚仙人掌治胃及十二指肠溃疡

鲜仙人掌30～60克，猪肚1个。将仙人掌装入猪肚肉，文火炖至烂熟，饮汤食肉，隔天服食1次，连服5～10次。治胃及十二指肠溃疡。（《本草纲目数据库》）

13.瓦楞子延胡索研末治消化道溃疡

瓦楞子、炒白术各20克，延胡索15克。共研细末，每次服3克，每日3次，饭前30分钟用温开水送服，7天为1个疗程。（《本草纲目数据库》）

14.玫瑰花茶治胃溃疡及十二指肠球部溃疡疼痛

干玫瑰花瓣6～10克（鲜品加倍）。冲入沸水，代茶饮。可疏肝解郁、健脾和胃。治肝气郁结胁痛、胃溃疡及十二指肠球部溃疡疼痛等。（《偏方大全》）

15.九龙藤治胃及十二指肠溃疡

九龙藤15～30克，两面针9克。水煎2次，去渣，分2～3次服用，每日1剂。治疗胃及十二指肠溃疡。（《中草药新医疗法处方集》）

16.牛奶蜂蜜治溃疡

牛奶250克，白及粉10克，蜂蜜适量。将牛奶煮沸，加入白及粉搅拌，待温时调入蜂蜜。每日1次。可温中补虚，治疗胃及十二指肠溃疡。

17.蒲公英地榆研末治慢性胃炎胃溃疡

蒲公英根、地榆根各等份。研细末，每次6克，每日3次，生姜汤送服。治疗慢性胃炎、胃溃疡。（《中药大辞典》）

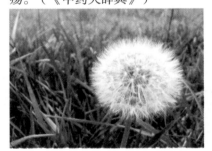

蒲公英

18.天花粉贝母鸡蛋末治胃及十二指肠溃疡

天花粉30克，贝母15克，鸡蛋壳10个。研末，每次6克，白开水送服，每日2次治疗胃及十二指肠溃疡。（《辽宁常用中草药手册》）

11 种偏方治疗胃肠炎

1.枣树枝炭治慢性胃肠炎

老枣树枝60克。烧炭存性，研为细末。每日3次，每次10克。适用于慢性胃肠炎。（《单方验方》）

2.干姜黄芩黄连散治急性胃肠炎

干姜、黄芩、黄连、生晒参等量。晒干，研极细末，每包10克，每次1包，开水冲服，每日3次，治疗60例急性胃肠炎患者，止泻时间在1～2天。（《实用医学杂志》）

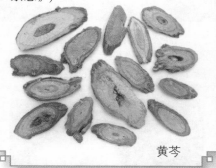

黄芩

3.罂粟壳金银花煎剂治慢性胃肠炎

罂粟壳3克，金银花10克，山药30克。水煎2次，早晚分服。可清热解毒，收敛止泻，治疗慢性胃肠炎、结肠炎、消化不良、特异性胃肠炎、慢性腹泻等疗效显著。（《四川中医》）

4.风干鸡辅助治疗慢性胃肠炎

母鸡1只，丁香2克，白芷3克，葱、姜、盐、料酒各适量。将盐抹在鸡身上。把丁香、白芷、葱、姜片塞入鸡腔内，再撒上料酒，放入盆中。次日将鸡挂在通风处两天，然后洗净，把腔内药物取出。把鸡放在盆里，入葱、姜、料酒隔水蒸烂为止。拣去葱、姜，趁热拆去鸡骨，把肉浸泡在汤里，随时食用。可健脾和胃。适于食欲不振、恶心反胃、慢性腹泻、乏力等脾胃虚寒患者。（《偏方大全》）

5.藿香滚鸡蛋治小儿胃肠炎

鸡蛋1枚，藿香15克。藿香加水与鸡蛋共煮，鸡蛋不可煮破，待蛋煮熟后，取出稍候（以不烫伤皮肤为度），然后用鸡蛋在患儿脐部周围圈滚动，蛋凉再煮，煮热再滚，如此反复滚动10～15分钟，每日2次。可清热健脾，除湿止泻，治疗小儿急性胃肠炎感寒腹痛腹泻。（《中国民族民间医药杂志》）

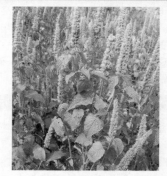

藿香

6.罂粟壳乌梅煎剂治急性胃肠炎

罂粟壳1枚，乌梅、大枣各10枚。水煎2次，药液混合后分2次服用。可收敛止泻，治疗急性胃肠炎。（《中药大辞典》）

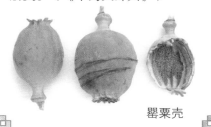

罂粟壳

7.山楂生姜藿香汤治急性胃肠炎兼食滞

焦山楂30克，生姜15克，藿香9克。水煎2次，分服，一日1剂。治急性胃肠炎兼有食滞者。（《单方验方》）

8.香薷扁豆煎剂治胃肠炎

香薷10克，厚朴10克，白扁豆15克。水煎2次，混合后分2次服用，每日1剂。可行气化湿去浊，治疗胃肠炎脘腹痞满，纳差，舌苔厚腻。（《本草纲目数据库》）

9.连根韭菜治虚寒型急性胃肠炎

韭菜连根适量。捣烂取汁约100毫升。每次服10毫升，每日服2～3次，连用3～5日。主治急性胃肠炎虚寒证。

10.龙眼核治急性胃肠炎

龙眼核（即桂圆核）适量。焙干研末。每次25克，每日2次，温开水送服。可收敛止泻，适用于急性胃肠炎吐泻。（《偏方大全》）

11.椒术丸治急、慢性胃肠炎

苍术60克，花椒30克。共为细末，醋糊为丸，如梧桐子大，每次服20～30丸，饭前温水送下。治疗脾肾阳虚，外邪犯胃肠所致的泄泻完谷不化。（《素问病机保命集》）

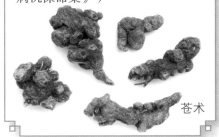

苍术

9 种偏方治疗胃下垂

1.黄芪升麻半夏汤治胃下垂气虚乏力

黄芪15克，升麻8克，半夏9克。水煎2次，早晚分服，一日1剂。可补气升提，治胃下垂气虚乏力，胃虚呕吐。

2.党参小米粥治胃下垂气短乏力

党参30克，升麻10克，小米50克。先煎党参、升麻去渣，后入米煮为粥。空腹食，每日2次。可益气升提。适用于胃下垂、子宫下垂、气短乏力。

3.仙人球猪瘦肉治胃下垂

鲜仙人球（去皮刺，切丝）60克，猪瘦肉30克（剁烂），加水共煮，晚上一次食服，并饮其汤。

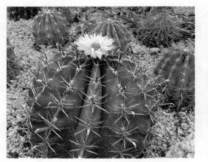

仙人球

4.猪肚砂仁枳壳治胃下垂

猪肚1个，炒枳壳20克，砂仁10克。将药物放入猪肚内，扎好，加水煮熟后，趁热食猪肚饮汤。分次服食。可温中和胃，治疗胃下垂脾胃虚弱有寒者。

5.山楂枳壳水治胃下垂

山楂、枳壳各15克。水煎去渣，每日2次，每日1剂。应连续服用。可升阳举陷，治胃下垂饮食不消者。（《单方验方》）

6.参芪鸡治脏器下垂

母鸡肉100克，黄芪60克，党参30克，红枣5枚，生姜3片，盐2克。将鸡肉、中药和姜、枣（去核），放搪瓷盆内加水，隔水炖熟，加食盐调味。饮汤吃肉佐餐。每隔3~5天吃1次，连续3~5次有显效。可补中益气。治疗中气不足体倦乏力、气短懒言，子宫下垂，男子腹股沟疝，脱肛、胃下垂等脏器下垂。（《偏方大全》）

7.首乌五倍子末治胃下垂

何首乌30克，五倍子2克，肉桂1克。为末，分3次冲服，日一次。适用于治疗胃下垂。（《奇方宝典》）

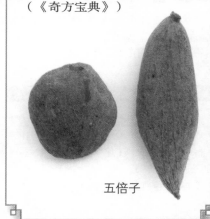

五倍子

8.贴敷蓖麻子五倍子末治胃下垂

蓖麻子仁3克，五倍子15克。共研为末，加水，制成形似荸荠状上尖下圆的药团。将制好的药团对准脐孔塞上，脐眼外用风湿膏贴封。贴敷后，每日3次用热水袋热敷5~10分钟，一般贴敷4天为1个疗程，连续用3个疗程。适用于胃下垂的辅助治疗。

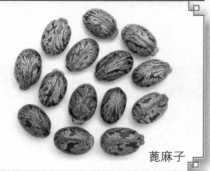

蓖麻子

9.枳实治胃下垂气滞者

枳实6克。水煎服，频服，每日1剂。可行气消食，治胃下垂腹胀气滞，食积不化，嗳腐者。（《中药学》）

13 种偏方治疗消化不良

1.青皮焦三仙煎剂治气滞食积

青皮9克，炒山楂9克，炒神曲6克，炒麦芽6克。水煎2次，早晚分服，每日1剂。可消食健胃，理气止痛，治疗饮食不消腹胀腹痛。（《沈氏尊生方》）

2.鸡内金治消化不良

鸡内金若干。将鸡内金晒干，捣碎，研末过筛。饭前1小时服3克，每日2次。可消积化滞。治消化不良，积聚痞胀等。（《偏方大全》）

3.鹌鹑山药党参汤治不思饮食

鹌鹑1只，党参25克，怀山药50克，盐少许。将鹌鹑与其他药加水共煮熟。吃肉饮汤。可补中益气，强筋壮骨。治脾胃虚弱之不思饮食、消化不良等。

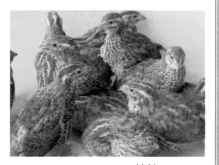

鹌鹑

4.木瓜治消化不良

木瓜9克。水煎频服，可化湿和胃，治疗消化不良。

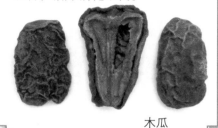

木瓜

5.香砂藕粉糊治小儿伤食

砂仁2克，木香1克，藕粉30克，白糖适量。将砂仁、木香研为细末，同藕粉及白糖一起放入碗内和匀，沸水冲泡，搅拌成糊状即可。每日1～2次，可当点心温热食用，连用2～3天。可健脾开胃。适用于小儿厌食。宜趁热食用，不宜冷服，以免伤脾胃。（《本草纲目数据库》）

6.山楂饮治伤食嗳腐腹泻

山楂适量。泡开水当茶饮。可消食化滞，散瘀止痛。小儿消化不良，伤食腹泻。

7.陈皮治消化不良腹胀

陈皮6克。水煎服，每日1剂。可行气消积，治疗消化不良。或配伍山楂9克同煎，服用。（《中药学》）

8.羊肉秫米粥治脾胃虚弱消化不良

羊肉100克，秫米（高粱米）100克，盐少许。将羊肉切丁，同秫米共煮粥食。可补虚开胃。治脾胃虚弱而致的消化不良、腹部隐痛等。（《偏方大全》）

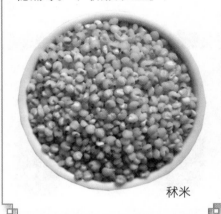

秫米

9.锅焦饼治小儿消化不良

鸡内金6克，面粉50克，芝麻少许，细盐6克。将面粉与鸡内金、芝麻、细盐一同加水揉成面团，擀成烙馍，烙熟后，再烤成焦饼，每次吃1个，一日吃两次。可补脾，健胃，助消化。适用于小儿脾胃气虚、消化力弱、饮食不香、大便稀薄等。宜随用随做，时间过久或变质后勿食。（《周易生家藏方》）

10.砂仁粥治消化不良

砂仁2～3克，大米50～75克。先把砂仁捣碎为细末；再将大米煮粥，待粥将熟时，调入砂仁末，稍煮即可。每日可供早晚餐，温热服食。可健脾胃，助消化。适用于小儿食欲不振、消化不良。注意砂仁放入粥内后，不可久煮，以免有效成分挥发掉。（《本草纲目数据库》）

11.无花果饮治消化不良

干无花果2个（鲜品加倍），白糖适量。将干无花果捣烂，炒至半焦，加白糖冲沏，代茶饮。可开胃助消化，治胃虚弱所致的消化不良。

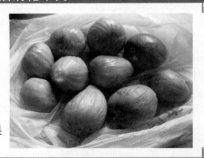

无花果

12.谷芽治消化不良

谷芽120克，研末，入姜汁盐少许，做成小饼，焙干。每天吃1个，连服食7天。可消食开胃，治疗少儿消化不良，不思饮食者。（《中药大辞典》）

13.菠萝蜜助消化

菠萝蜜1个。去皮，切片，烘干。每天食用15克，常服食。可助消化，生津止渴，治疗饮食不消，口干口渴者。（《广西药植名录》）

第三章

肺系疾病效验小偏方146首

22 种偏方治疗感冒

1.白菜根汤预防感冒

白菜根3个，大葱根7个，洗净，水煎5分钟，加白糖趁热饮服。

2.口含生大蒜治感冒初起

大蒜1瓣。将蒜瓣含口中，慢慢嚼，咽下汁液，无味时吐掉杂质，连嚼2~3瓣即可。具有解表杀毒灭菌之功。治疗感冒初起流清涕咳嗽。

3.橘姜茶治感冒纳差

橘皮、生姜各10克，加水煎，饮时加红糖10~20克。治疗感冒兼有气滞腹满纳差者。

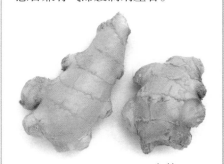

生姜

4.萝卜白菜汤预防感冒

用白菜心250克，白萝卜60克，加水煎好后放红糖10~20克，吃菜饮汤。

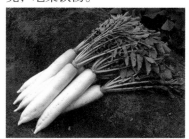

白萝卜

5.姜蒜茶治感冒无汗恶寒

大蒜、生姜各15克，切片加水1碗，煎至半碗，饮时加红糖10~20克。可发汗解表，治疗感冒恶寒无汗者。

6.葱姜茶治感冒无汗恶寒

葱白5根，姜3片，淡豆豉20克，沙锅加水1碗，煎5分钟，趁热喝，服后盖被助发汗。可解表散寒，治疗感冒无汗恶寒者。（《偏方大全》）

7.五神汤治风寒感冒胸闷、咳嗽

荆芥、苏叶、生姜各10克，茶叶6克，红糖30克。将荆芥、苏叶洗净，与茶叶、生姜一并放文火上煎沸5分钟，加红糖溶化即可。可发汗解表，适用于风寒感冒。（《惠直堂经验方》）

8.葱白粥治疗风寒感冒

粳米50克，葱白、白糖各适量。先煮粳米，粳米熟时把切成段的葱白2～3茎及白糖放入即可。每日1次。热服，取微汗。可解表散寒，适用于风寒感冒。（《济生秘览》）

9.桑菊薄竹饮治风热感冒

桑叶、菊花各5克，薄荷3克，苦竹叶、白茅根各30克。洗净，同放入茶壶内，用开水泡10分钟即成。代茶随时饮用。可辛凉解表，适用于风热感冒。（《广东凉茶验方》）

10.蛋白饮治感冒体虚恶寒

鸭蛋白2个，葱白4段，红糖50克。将葱白捣烂加水煮沸，放红糖，蛋白打碎，将沸水倒入盛蛋白的碗中，盖闷片刻，分2次热服。（《偏方大全》）

11.甘草茶治感冒咽喉痒痛、音哑

生甘草3克，薄荷9克。加水500毫升，先煎甘草沸腾10分钟，入薄荷，煮沸片刻，去渣取汁，加白糖适量，晾凉后饮用。

12.葱豉黄酒汤治疗风寒感冒

豆豉15克，葱须30克，黄酒50克。豆豉加水1小碗，煎煮10分钟，加葱须，续煎5分钟，加黄酒，出锅。每日2次，趁热顿服。可解表和中，适用于风寒感冒。（《孟诜方》）

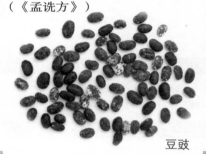

豆豉

13.感冒茶治风热感冒咽痛

贯众、板蓝根各30克，甘草3克。开水冲泡代茶饮，每日1剂。此茶清热、利咽，治疗风热感冒咽痛。（《中药学》）

14.苏叶姜糖饮治风寒感冒（胃肠型）

紫苏叶15克，生姜5片。生姜、苏叶以沸水冲泡，10分钟即成，加红糖少许。每日2次，趁热服食。可发汗解表，适用于风寒感冒，对患有恶心、呕吐等症的胃肠型感冒，则更为适宜。（《本草汇言》）

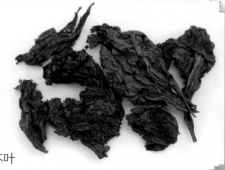

紫苏叶

15.黄豆芫荽煎治疗流行性感冒

黄豆10克，芫荽(香菜)30克。黄豆适量水煎煮，15分钟后加芫荽，再煎5分钟，去渣。每日1服。辛温解表，用于流行性感冒。（《本草纲目数据库》）

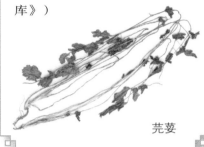

芫荽

16.苍术贯众煎水预防流行性感冒

苍术、贯众各15克。水煎3次，代茶饮用。可预防流行性感冒。（《单方验方》）

17.金菊茶治流感咽痛

金银花20克，菊花10克，花茶3克（如咽干痒或痛甚加胖大海3粒、冰糖10克）。以开水冲泡5分钟后饮用，一日1剂，连饮3日。用于治病毒性感冒咽痛。

18.柴胡散治感冒发热

柴胡12克，甘草3克。水煎2次，药液混合后，分2次服用，每日1剂。可解表退热，治疗外感发热。（《本事方》）

19.香薷饮治夏季感冒夹暑湿

香薷10克，厚朴5克，白扁豆5克，白糖适量。香薷、厚朴剪碎，白扁豆炒黄捣碎，以沸水冲泡，盖严温浸1小时。代茶频饮。解表清暑。适用于夏季感冒夹暑湿证。（《太平惠民和剂局方》）

20.姜糖饮治疗感冒头痛、身痛无汗

生姜片15克，葱白适量，红糖20克。葱白切成3厘米长的段(共3段)，与生姜一起，加水50克煮沸3～5分钟，加入红糖即可。趁热一次服下，盖被取微汗。可发汗解表，和中散寒。适用于风寒感冒、发热头痛、身痛无汗者。

21.鱼腥草茶治感冒发热、胸闷

鱼腥草30克。煎汤后溶入适量冰糖，代茶饮用，能清热解毒、消痈，适用于热毒壅肺之高热不退、胸闷咳嗽等症。

22.感冒瘟疫茶治感冒发热、咽痛

板蓝根、大青叶各50克，野菊花、金银花各30克，同放入大茶缸中用沸水冲泡，片刻后代茶饮用。可清热解毒，治疗风热感冒发热、咽痛。

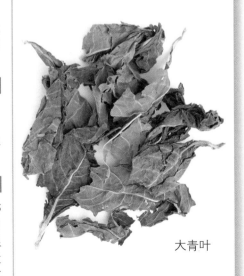

大青叶

32 种偏方治疗咳嗽

1.贝母冰糖汁治疗久咳

川贝母5克研末，同冰糖20克放碗内，加水150毫升，隔水炖煮20分钟，早、晚各1次，连服3～5次。可润肺清热止咳，治疗久咳。

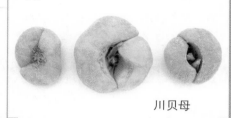

川贝母

2.白萝卜、梨蒸熟治疗风寒咳嗽

白萝卜、梨各1个，切块，蜂蜜5汤勺，白胡椒7粒，麻黄3克。上药放碗内蒸熟，挑去麻黄、胡椒，分次服用。治风寒咳嗽效佳。

3.杏仁炖雪梨治疗久咳

甜杏仁15克，去皮打碎，雪梨1只去皮切片，同放碗内，加冰糖20克，水适量，隔水炖煮30分钟，每天早、晚各一次，连服3～5天。

4.川贝炖雪梨治疗久咳不止

雪梨1个，切开，去核后放川贝末6克，然后再并拢，用牙签固定，碗中放水适量加冰糖20克，隔水炖煮30分钟，吃梨喝汤，每天1次，连服3～5天。可润肺止咳。亦可川贝母12克，打碎；梨1枚，削片；冰糖20克，蒸熟后食用。适用于肺阴虚者。

5.百部水治疗肺虚、肾虚久咳

百部20克。加适量的水，煎2次，合并药液约60毫升，每次饮20毫升，每天服3次。服用时加少许白糖、蜂蜜。可止咳逆，肺虚、肾虚咳嗽均可应用。（《陕西中医》）

6.萝卜猪肺止咳汤治疗久咳

白萝卜1个，猪肺1个，杏仁15克。加水共煮1小时，吃肉饮汤。可清热化痰，止咳平喘。治久咳不止、痰多气促。（《单方验方》）

7.双仁蜜饯治久咳

甜杏仁250克，核桃仁250克，蜂蜜500克。先将甜杏仁、核桃仁去皮、尖，研细，加入蜂蜜，拌匀。每服3克，日服2次。可润肺补肾。经常食用，治肺肾两虚久咳、久喘等。（《杨氏家藏方》）

8.冬瓜皮汤治久咳

霜冬瓜皮15克。霜冬瓜皮和蜂蜜用适量的水煎服。可益气补中，清热解毒。主治长期咳嗽。（《烹调知识》）

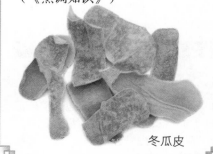

冬瓜皮

9.枇杷叶治各种咳嗽

炒枇杷叶30克，水适量浸泡20分钟后，煮沸改小火煎10分钟，代茶饮。

枇杷叶

10.百合煮酒治疗咳嗽

百合50克，黄酒500毫升。同煮数沸去渣，每服30毫升，日服2次。治疗各种咳嗽。

11.饮马乳清热止嗽

鲜马乳300毫升，白糖适量。将马乳煮沸，饮时加白糖。有补血生津，润燥止嗽功效。对肺结核咳嗽、潮热有较好的治疗作用。（《偏方大全》）

12.姜梨汁治疗肺燥咳嗽

梨汁、姜汁、白萝卜汁、白蜜各适量。将梨、姜、萝卜汁煎煮后，小火熬膏，加白蜜调匀，早晚服用。本方润肺清热，适用于肺燥咳嗽。（《经验广集》）

13.百合治肺热咳嗽

新鲜百合200克，蜂蜜适量。用蜜拌百合蒸熟。时时含1片。清肺止咳。治肺热、烦闷咳嗽。

14.丝瓜花治风热咳嗽

丝瓜花10克，蜂蜜适量。将丝瓜花以沸水冲泡，浸10分钟，再调入蜂蜜，趁热顿服，每日3次。适用于风热咳嗽。

15.桑叶冰糖水治疗外感风热咳嗽

桑叶25克，杏仁、冰糖各15克。用水2碗，煎成大半碗，趁热温服，治外感咳嗽。（《单方验方》）

16.橘皮粥治疗痰湿咳嗽

鲜橘皮30克（干品15～20克），粳米50～100克。橘皮煎10分钟，去渣，加入粳米煮粥。可顺气，化痰，适用于痰湿犯肺咳嗽。

17.党参与款冬花水煎剂治气虚咳嗽

党参15克，川贝母、款冬花各12克，陈皮10克。水煎服。补气化痰止咳，适用于肺气不足见咳嗽。

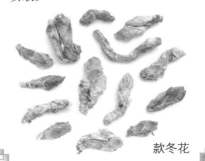

款冬花

18.玉米须橘皮治咳嗽

玉米须、橘皮各适量。加水煎，日服2次。可止咳化痰。治风寒咳嗽、痰多。

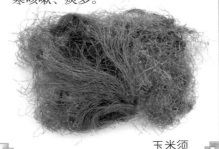

玉米须

19.排骨炖白果治疗咳嗽痰多

小排骨500克，白果30克。小排骨加黄酒、姜片、水适量，文火焖1.5小时。加入去壳白果、盐，再煮15分钟，加味精并撒青葱末。可止咳平喘，用于痰多咳嗽气喘。

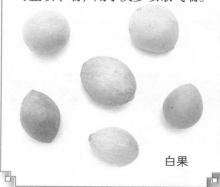

白果

20.鱼腥草冲鸡蛋治肺热咳嗽兼胸痛

鱼腥草30克，鸡蛋1个。将鱼腥草浓煎取汁，用滚沸的药汁冲鸡蛋1个，1次服下，一日1次。有清热、养阴、解毒之功效，可以治疗胸痛和肺热咳嗽。

21.百部煎剂治疗各型咳嗽

百部20克，桔梗10克，枇杷叶15克，水煎服。各型咳嗽均可使用。

22.沙参煎剂治疗阴虚咳嗽

沙参12克，白前、川贝母、麦冬10克，水煎服。养肺阴化痰止咳，适用于肺阴虚咳嗽。

23.葱白甘草汤治痉挛性咳嗽

葱白3根，甘草10克。先煎煮甘草10分钟，加葱白，稍煮片刻即可。一日2次服用。治疗痉挛性咳嗽(尤以百日咳多见)。(《中国民间疗法》)

24.陈醋冰糖汁治疗咳嗽不止

冰糖500克，陈醋450毫升。将醋倒入锅内煮沸，加入冰糖，溶化后即可。早饭前、晚饭后各服15毫升，可止咳化痰，治疗咳嗽不止。(《单方验方》)

25.蜂蜜萝卜汁治疗咳嗽兼有便秘者

白萝卜400克，切碎，榨汁，每次60毫升加蜂蜜1匙，调匀吞服，每日3次，连服3~5天。本方对便秘咳嗽者疗效更佳。

26.蜜枣扒山药治肺虚久咳

山药1000克，蜜枣10个，板油丁100克，置大碗内蒸熟，撒白糖350克，桂花汁调匀食用。补肾润肺，治肺虚久咳，脾虚腹泻，神疲体倦，四肢无力，久食补肾强身。(《偏方大全》)

27.甘蔗粥治疗咳嗽不止

鲜甘蔗500克，去皮榨汁备用。取粳米50克，粥煮成后兑入蔗汁，再煮沸，即可食用。

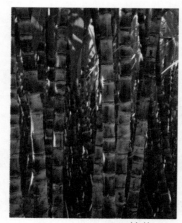

甘蔗

28.燕窝银耳治阴虚盗汗干咳

燕窝10克，银耳15克，冰糖适量。隔水炖熟服食。补虚损，养肺阴，退虚热，治干咳、盗汗或肺阴虚等。（《偏方大全》）

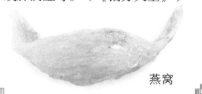

燕窝

29.基本方治小儿外感咳嗽

以荆芥、前胡、百部、蝉蜕、桔梗各4克，僵蚕5克，板蓝根12克，苦杏仁、陈皮、甘草各3克为基本方，治疗小儿外感咳嗽。若风寒咳嗽加防风、紫苏叶各3克；风热咳嗽加金银花10克，薄荷5克。若干咳少痰，可加炙桑叶、麦冬、阿胶各6克。（《中药学》）

30.浙贝母丸治肺热咳嗽痰多

浙贝母45克，杏仁45克，甘草9克。三药捣碎研末，炼蜜为丸，如梧桐子大，每次含2～3丸，含化咽津。可清肺热，化痰，治肺热咳嗽痰多，咽干。（《圣济总录》）

31.青黛末配蜂蜜治疗肝火咳嗽

青黛、川贝母各6克，为末，与蜂蜜蒸为膏食之。清肝化痰止咳，适用于肝火犯肺见咳嗽气急、头晕易怒者。

32.川贝母治久咳咽痛咯血

川贝母不拘多少。研末，炼蜜为丸，如弹子大，每次1丸，食后含化，每日3次。（《中药大辞典》）

川贝母

31 种偏方治疗哮喘

1.癞蛤蟆煨鸡蛋治哮喘

癞蛤蟆1个。将鸡蛋1个从癞蛤蟆口中装入肚中，用纸包上蛤蟆，置瓦罐内，外敷泥半厘米厚，放火炉上烘烤，半小时取下。放凉打开瓦罐，取出鸡蛋，去壳食之，食后饮适量的黄酒。可止咳平喘，治疗哮喘。（《四川中医》）

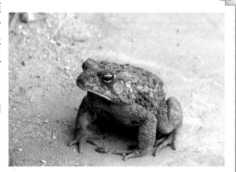

癞蛤蟆

2.白果调蜂蜜治咳嗽哮喘

白果（银杏）20克，蜂蜜适量。白果炒去壳，取仁加水煮熟，蜂蜜调食。具有益肾固肺，滋阴润燥作用。适用于支气管哮喘、老年人气喘。（《偏方大全》）

3.山羊胆汁治哮喘

健康山羊胆1只，兑入蜂蜜50毫升，每日服3次，每次约20毫升。具有利水消痰功效。治疗哮喘。（《农村百事通》）

4.蜂蜜蜂王浆治气管炎与哮喘

蜂蜜5000克，蜂王浆2000克。调配均匀，每日口服3次，每次15克，用温水冲服；或早、晚各服1次，每次10克。治疗气管炎气虚乏力，动则喘息。

5.野菠萝老丝瓜治哮喘

野菠萝1个（烧灰），老丝瓜1个（烧灰），仁丹1包，桂枝60克，麝香0.6克。共研细末，每次6克开水送服，每日2～3次，小儿酌减。

6.黑芝麻冰糖液治老年性哮喘

黑芝麻250克研细末，冰糖120克，蜂蜜120克，生姜80克捣汁去渣。四药调和，每日早晚各服1汤匙。治老年性哮喘。

7.薏苡杏仁粥治咳嗽痰多哮喘

薏苡仁30克，杏仁10克，冰糖少许。将薏苡仁煮粥，待半熟时，入杏仁，文火煮至熟，加冰糖，早晚食用。可祛痰利湿，止咳平喘，适用于咳嗽痰多之喘证。

8.椒目研末治哮喘兼有寒象

椒目若干。研粉，装入胶囊，每次3克，内服，每日3次。可祛痰平喘，适用于哮喘有寒象。（《本草纲目》）

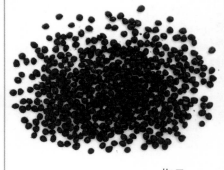

椒目

9.地龙胶囊治支气管喘息

地龙不拘多少。焙干研末，装胶囊，每次3克，每日3次。温开水送下。（《吉林中草药》）

10.柚子皮百合汤治哮喘

柚子皮1个（约1000克柚子去肉），百合125克，白糖125克。加水600毫升，文火煎2小时。每日分3次服完，3个柚子为1个疗程。儿童减半。可补脾虚，清肺热，消痰涎，适用于久嗽、痰多，哮喘，肺气肿者。忌食油菜、萝卜、鱼虾。

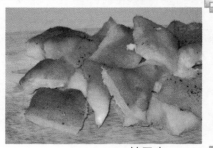

柚子皮

11.熟附子炖狗肉治脾肾阳虚型哮喘

　　熟附子10～15克，生姜100克，狗肉500～1000克。狗肉切块，加少许花生油翻炒后起锅，加水，再入熟附子、生姜，约炖2小时，调味，分多次食用。对脾肾阳虚畏寒怕冷，小便频数，哮喘有效。

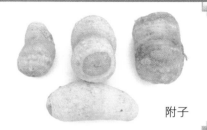

附子

12.罗汉果柿饼冰糖水治痰火喘咳

　　罗汉果半个，柿饼2～3个，冰糖少许。将罗汉果洗净，与柿饼加清水两碗半煎煮，去渣，加冰糖少许调味。一日分3次饮用。本方清热，祛痰火，止喘咳，适用于痰热喘咳。

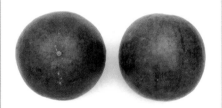

罗汉果

13.豆腐麦芽糖治肺热型哮喘

　　豆腐500克，麦芽糖100克，生萝卜汁1杯，三者混合煮开，早晚分两次服。适用于肺热型哮喘病。

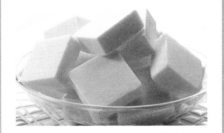

豆腐

14.胡桃粥治冬季哮喘

　　胡桃仁50克，粳米100克，同煮成粥。胡桃肉具有益肾补脑、止咳定喘的功效，是冬季哮喘病常用的食疗方，经常食用可防止喘咳旧病复发。（《本草纲目数据库》）

15.乌贼骨治哮喘

　　乌贼骨（墨斗鱼骨）500克，砂糖1000克。乌贼骨焙干，捣碎，研末。加砂糖调匀。成人每服15～25克，儿童按年龄酌减，每日3次，开水送服。具有收敛，定喘作用。用治哮喘有明显疗效。

16.麻雀炖虫草治脾肾阳虚哮喘

　　麻雀3～5只，虫草5克，生姜20克。入锅内，加水适量，小火炖2小时，调味服食，每周2次，连服10次。可补肾阳，平喘，适应于脾肾阳虚哮喘者。

17.老鸭炖冬虫夏草治哮喘

　　冬虫夏草10克，老鸭1只。将冬虫夏草放入鸭腹内，加水适量，隔水炖烂熟，调味后分多次食用。每周1～2次，连服4周。

18.蛤蚧炖冰糖治哮喘

　　蛤蚧数只，冰糖15克。将蛤蚧焙干研末，每次5～6克，入冰糖炖服，每天1次，连服20～30天。

19.核桃肉治久嗽、久喘

核桃肉500克，姜末0.5克，白糖120克，熟植物油1000克(实耗100克)，甜面酱100克，食用碱25克。将核桃肉用碱水浸泡，捞出沥干，植物油炒至金黄色，捞出；锅底留油25克，加白糖，至溶化后，再加入甜面酱、姜末翻炒，倒入核桃肉，不断翻炒使糖汁浓缩，裹住核桃肉，佐餐服食，作点心用。本方补肾纳气，适用于久喘，久嗽兼肾虚者。

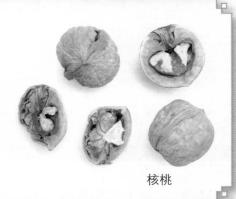

核桃

20.南瓜姜麦芽汁治哮喘

南瓜5个，鲜姜汁60克，麦芽1500克。将南瓜去子，切块，入锅内加水煮烂为粥，用纱布绞取汁，再将汁煮剩一半，放入姜汁、麦芽，以文火熬成膏。每晚服150克，严重患者早、晚服用。可平喘，用于老年哮喘，入冬哮喘加重者。(《中医效方精选》)

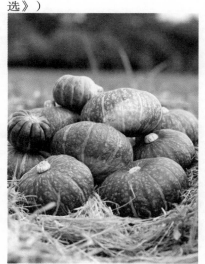

南瓜

21.倭瓜五味子治咳嗽痰喘

老倭瓜（南瓜）1个约1500克，五味子3克，冰糖60克。洗净，去子，装五味子和冰糖，放锅中蒸熟，然后取出五味子。每日吃1个。可温中止咳，平喘化痰，用治咳嗽痰喘。(《偏方大全》)

22.油炒蛴螬治顽固性哮喘

蛴螬若干。洗净，用油炒。每次7个，每日2~3次。适用于顽固性哮喘。

23.灵芝核桃粥治肺肾两虚型咳喘

粳米100克，灵芝、核桃仁各20克，精盐2克。将灵芝切块，核桃开水泡，去种衣。将粳米、灵芝、核桃仁下锅，加水1000毫升，烧开后，小火煮，粥熟放入精盐即可。适用于肺肾虚之咳喘。

24.陈醋炖乌鸡治虚证哮喘

乌鸡1只，陈醋1500~2000毫升。将乌鸡洗净切块，用陈醋煮熟。分3~5次热吃。轻者吃1只，重者吃3只。适用于虚证哮喘。(《单方验方》)

25.豆腐杏仁煎剂治哮喘感受风寒

豆腐100克，杏仁10克，麻黄6克。加水煮杏仁、麻黄1小时，去渣，再放入豆腐煮，10分钟即可。吃豆腐喝汤。每天1服。适用于哮喘感受风寒者。

26.陈醋冰糖液治阴虚喘息

冰糖500克，陈醋500毫升。放入锅内，加热煮沸，每次服10毫升，每日2次。可滋肾益肺，治阴虚喘息痰鸣，口燥咽干，消瘦，烦热，舌质红，脉细数。

27.紫河车粉治脾肾阳虚喘促

紫河车（胎盘）粉500克，蛤蚧200克，桔梗、陈皮各150克，共为细末装入胶囊(每粒含0.25克)。发病时，每次3～4粒，每日2次，空腹服。可温补脾肾，适用于阳虚证喘促日久，怕冷，痰白清稀，便稀溏，尿多，腰酸乏力，舌淡苔白，脉沉细者。

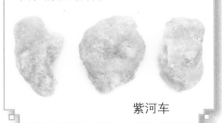
紫河车

28.百部汤治哮喘

百部20克。水煎2次，合并药液60毫升，每次服20毫升，每日3次，可加少许白糖或蜂蜜调味。有止咳逆上气、润燥滑肠等作用。治疗哮喘。（《农村百事通》）

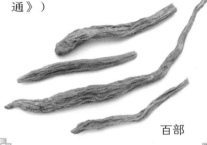
百部

29.双杏煲牛胎盘治痰咳哮喘

牛胎盘1个，甜杏仁15克，苦杏仁12克，生姜3片，红枣3个，酒适量。胎盘切块，开水焯，油烧热，下锅翻炒，炝适量白酒、姜汁，然后加双杏仁、姜片、枣及适量清水，倒入沙锅煲至熟烂。食用可润肺镇咳，养血填精，大补元气。治虚劳（肺结核）久嗽、哮喘及老年慢性支气管炎。（《偏方大全》）

30.胡颓子叶治哮喘

胡颓子叶、枇杷叶各15克。水煎2次，混合后分2次服用，每日1剂。（《本草纲目数据库》）

31.露蜂房方治实喘

露蜂房2～5克。加醋60克，用适量的水煎服，分2次服用。适用于实喘、体质壮实、气喘较甚、胸膈满闷、咳痰稀薄的患者。（《本草述》）

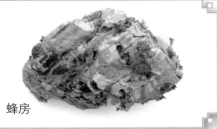
蜂房

24 种偏方治疗慢性支气管炎

1.紫菀冬花茶治慢性气管炎

款冬花3克，紫菀3克，茶叶6克，用开水冲泡。每日代茶饮，能止咳化痰，平喘。治慢性气管炎。

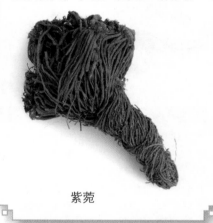

紫菀

2.鱼腥草鲜品治急、慢性支气管炎

鱼腥草鲜品50克。煎煮2次，混合药汁，分早晚服用，每日1剂。治疗急慢性支气管炎、支气管肺炎、大叶性肺炎及肺脓肿等呼吸道感染。（《中药学》）

3.乌鸡汤治老年支气管炎

乌鸡1只。将乌鸡用沙锅炖熟，吃肉饮汤，分3～4次吃完。可益气养肺，适用于老年慢性支气管炎。（《民间验方》）

4.罗汉果治慢性支气管炎

罗汉果20克，水500毫升。将罗汉果放杯中，加水，浸泡30分钟，温服。可止咳化痰，适用于慢性支气管炎。

5.苦杏仁捣碎治老年支气管炎

带皮苦杏仁、冰糖各适量。捣碎，混匀，制成杏仁糖，早晚各服9克，10天为1个疗程。可祛痰止咳，适用于老年慢性支气管炎、咳嗽、气喘等症。（《中药大辞典》）

6.猪肺杏仁煎剂治慢性支气管炎

猪肺250克，北杏仁10克，姜汁1～2汤勺。将猪肺洗净切块，放入杏仁及清水煲汤，汤将好时冲入姜汁、食盐少许，调味，饮汤食猪肺。可补肺润燥，化痰止咳，适用于慢性支气管炎。

7.冬瓜仁、薏苡仁煮粥治痰湿型慢性支气管炎

冬瓜仁20～30克，薏苡仁15～20克，粳米100克。冬瓜仁先煎取汁，去渣，再与粳米、苡仁(淘洗净)同煮为稀粥，日服2～3次。可健脾、利湿、化痰，适用于慢性支气管炎兼有痰湿者。

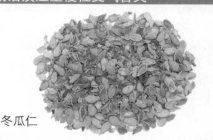

冬瓜仁

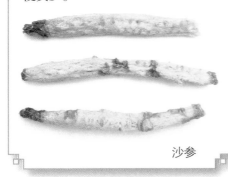

8.沙参百合茶治燥热型急性支气管炎

沙参15克，百合15克，川贝母3克。共研粗末，冲入沸水，加盖闷30分钟，代茶饮用。每日1剂。可清热益肺，润燥生津。治燥热型急性支气管炎，症见干咳无痰，或痰中带血、鼻燥、咽干、咳甚则胸痛，大便干燥、小便黄少。

沙参

9.银杏冰糖水治喘促型慢性气管炎

银杏20粒，石韦30克，冰糖15克。将银杏去壳、衣，捣碎，与石韦加水同煮，去药渣入冰糖饮服。可化痰定喘，适用于喘促型慢性气管炎。

10.黄芩郁金研末治支气管炎咳痰黄稠

黄芩末10克，郁金末8克。水煎服，每日1剂。可清热燥湿，行气解郁，治支气管炎胸闷、咳痰黄稠者。

11.茄秧煎水治慢性气管炎

霜打干茄秧500克。煮沸1小时，取煎液，反复煎3次，取3次煎液，混合后再浓缩为500毫升。每日1次（100～150毫升）饭后服。可消炎止咳，适用于慢性气管炎。

12.三子养亲汤治慢性气管炎

白芥子、苏子、萝卜子各6克。先将三味药炒3～5分钟，用白纱布包好，打碎，加水小火煎10分钟，每日2次，饭后服用。可降气化痰，畅膈宽胸，适用于慢性气管炎。（《中药学》）

13.沙参玉竹炖鸭肉治慢性气管炎

沙参、玉竹各30克，鸭子1只。将鸭子洗净去毛、内脏，与前二味药同入锅内，文火煎1～2小时，食肉饮汤。可滋阴润肺，治疗阴虚肺燥型气管炎。

14.陈皮海藻煎剂治支气管炎痰多清稀

陈皮20克，海藻15克，水煎2次混合，早晚2次服用，能燥湿化痰，可治疗支气管炎痰多清稀。

15.苏子粳米煮粥治气管炎兼有便秘者

苏子15～20克，粳米100克，冰糖适量。将苏子捣烂如泥，加水煎取浓汁，去渣，入粳米、冰糖，同煮为稀粥。可止咳平喘，养胃润肠，适用于急慢性气管炎，咳嗽多痰，胸闷气喘，大便干结者。

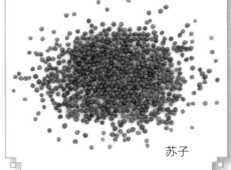

苏子

16.羊胎小米粥治肾虚型慢性支气管炎

羊胎1只煮至半熟，加入小米熬成粥。经常服用可补肾纳气，止咳平喘，治疗腰膝无力，久咳气喘。（《偏方大全》）

17.燕窝治老年痰喘

秋白梨1个，去心，入燕窝3克，先用开水泡，再入冰糖3克蒸熟，每日早晨服下，勿间断。可滋阴润肺，治疗老年人咳痰喘息。（《文堂集验方》）

18.霜打丝瓜藤治慢性支气管炎

取打霜后丝瓜藤100～250克，水煎，将2次煎液合并浓缩至100～150毫升，加糖适量，每次50～100毫升，日服2～3次，10天为1个疗程。止咳化痰。治疗老年慢性支气管炎。忌烟酒、辣物。（《验方数则》）

19.沙棘治慢性支气管炎

沙棘15克。煎煮2次，药液混合，早晚分2次服用，每日1剂。治疗慢性支气管炎。（《西藏常用中草药》）

20.四仁粥治中老年慢性气管炎

白果仁、甜杏仁各1份，胡桃仁、花生仁各2份，鸡蛋1个。四味药共研成末，每次取20克，加鸡蛋1个煮1小碗。清晨空腹食，连用半年。可止咳平喘。适用于中老年慢性气管炎。（《本草纲目数据库》）

21.一枝香煎剂治慢性气管炎

一枝香、四季青、佛耳草各9克。浓煎成60毫升，每次30毫升，每日服2次。治疗慢性气管炎。或一枝香（全草）9克。水煎2次，合并药液分2次服用。（《中药大辞典》）

22.黄精冰糖治肺肾两虚支气管炎

黄精30克、冰糖50克。适量水在沙锅内慢煮，直至黄精烂熟为止，加冰糖服用。可清肺、健脾、益肾，治疗肺燥干咳无痰、食少口干、肾虚腰痛支气管炎。

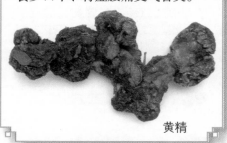

黄精

23.酸石榴治慢性支气管炎

酸石榴（甜者无效）3克。石榴子捣碎，取汁液，每晚睡前服下；或嚼石榴子咽汁液。不可过量食用。可清热敛肺。治肺结核喘咳、夜不能寐以及老年慢性支气管炎。

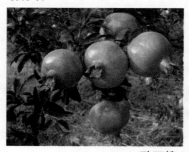

酸石榴

24.七叶胆全草治慢性气管炎

七叶胆全草（绞股蓝）适量，晒干，研粉，装胶囊，每次2.5～3克，日服3次，10天为1个疗程。治疗慢性气管炎。对痰湿化热型疗效比痰湿型好，吸烟者疗效差。（《曲靖医药》）

7 种偏方治疗肺炎

1.石膏粳米粥治肺炎

生石膏120克，粳米50克。用水2000毫升煮石膏30分钟，取汁1000毫升，同粳米煮成粥食。（《本草纲目》）

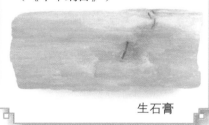

生石膏

2.鱼腥草治肺炎胸闷痰黏

鱼腥草30克，桔梗15克。水煎2次，药液混合，早晚分2次服用。可清热解毒，宣肺化痰，治疗肺炎胸闷痰黏量多。（《中药大辞典》）

3.生石膏麻黄研末治肺炎高热

生石膏120克，麻黄、桂枝各30克，研末。水煎服每次服用15～20克。治疗急性肺炎发热、咳嗽。（《新中医》）

4.玄参煎剂治肺炎高热咳嗽

玄参15克，大黄1.5克，芒硝9克，甘草6克。水煎2次，混合药液分2次服，每日1～2剂。可凉血解毒，治肺炎高热咳嗽便秘者。（《本草纲目》）

按：肺炎临床多伴有高热、咳嗽、胸闷等表现，病情一般较急，所以必须去医院，结合以上偏方效果会更好。

5.穿心莲鱼腥草治肺炎咯黄痰

穿心莲30克。煎水频服。可清热解毒，治疗肺炎、支气管炎。（《江西草药》）

6.鱼腥草大青叶煎剂治肺炎

鱼腥草、大青叶各30克。水煎服。适用于肺炎、支原体肺炎。（《单方验方》）

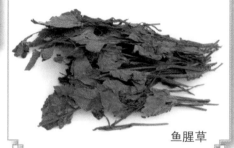

鱼腥草

7.虎杖煎剂治肺炎高热

虎杖60克，鱼腥草、大青叶各30克，瓜蒌仁15克。水煎2次，混合后分上、下午服，每日1剂。热退后药量可酌减。

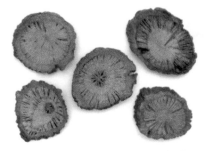

虎杖

13 种偏方治疗肺结核

1.大蓟根炖猪肉治肺结核

干大蓟根100克，猪瘦肉100克。大蓟根与猪瘦肉加适量的水煮，肉熟即可，分早、晚服用，每日1剂，3个月为1个疗程。可凉血，散瘀解毒。治疗肺结核。（《浙江中医杂志》）

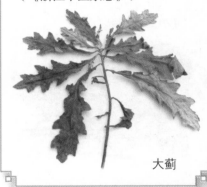

大蓟

2.猪肺纳贝母治肺结核

猪肺1具，贝母15克，白糖60克。将肺脏开一小口，装入贝母及白糖蒸熟，食用，每日2次。吃完后再继续蒸食。可润肺清热，可使结核病灶很快吸收。

3.新鲜百合治肺病吐血

新鲜百合不拘多少。捣烂取汁，每次20毫升，开水调和服用。亦可煮食。（《中药大辞典》）

4.功劳叶治肺结核潮热咳血

功劳叶30克，枸杞子15克，地骨皮15克。水煎服，每日1剂。治肺结核潮热咳血，口干渴者。

5.猪肉沙参汤治肺结核阴虚干咳

瘦猪肉100克，北沙参15克，百合12克，南杏仁9克。加水共煮至肉烂熟，去药渣服食。（《本草纲目数据库》）

6.蜈蚣抗痨散治空洞型肺结核

蜈蚣30克。蜈蚣去头，焙干，研末服用，每次0.3克，每天3次，连服1个月，两个疗程之间休息1周。可攻毒散结。治疗空洞型肺结核。（《陕西中医》）

7.银耳大枣粥治肺结核

银耳15克，粳米100克，大枣5枚。同煮，煮沸后加入冰糖适量煮为粥，经常服用，治疗肺结核。体虚患者。

8.地骨皮饮治肺结核低热

地骨皮10克，石决明12克，银柴胡6克。将石决明研碎与其他两味共煎汤服，每日一服。可清虚热，适用于肺结核低热不退。

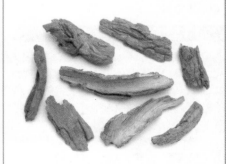

地骨皮

9.冬虫夏草炖鸭治肺肾阴虚型肺结核

冬虫夏草4枚，雄鸭1只、姜、盐、酱油、味精各适量。将鸭开膛去内脏，加适量水，下冬虫夏草及各种调料，炖至鸭熟为止。吃肉饮汤，日2次。可滋阴补肾。适用于肺结核属于肺肾两虚者。

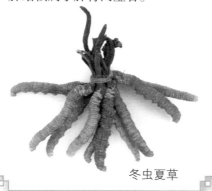

冬虫夏草

10.百部童雌鸡治肺结核

百部500克，童雌鸡1只。将百部研末；童雌鸡加水煮烂，取汤汁，同百部粉调和为丸，如弹子大，早晚各服1丸。30天为1个疗程，连服2～3个疗程。对长期应用西药抗痨药物效果不佳的患者尤为显效。（《中药大辞典》）

11.黄花鱼鳔促结核灶钙化

黄花鱼鳔20克，怀山药30克。水煎服每日1次。可润肺补气，治疗肺结核，可促进结核灶钙化。

12.蛤蚧粥治气阴不足型肺结核

蛤蚧粉2克，人参粉3克。糯米50～100克，先煮稀粥，待粥熟时加入蛤蚧粉、人参粉，搅匀热服。每日服用，连服10天为1个疗程。（《本草纲目数据库》）

13.蛤蚧百部共研末治空洞型肺结核

蛤蚧3对，黄连500克，百部、白及各1000克。先将蛤蚧去头足切长条，用黄酒浸后，焙干研粉末，再将另三味研末，与蛤蚧粉混匀，每次9克，每日3次。适用于慢性纤维空洞型肺结核。

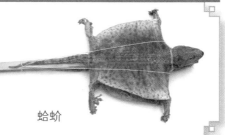

蛤蚧

12 种偏方治疗咯血

1.三七粉炖鸡蛋治咯血

鸡蛋1个（打开），三七粉3克，藕汁1小杯（10毫升），陈酒半小杯（5毫升）。共隔水炖熟食用。据报道，用本方治疗咳血数例，一般服药2～3次获治愈。（《本草纲目数据库》）

2.海螵蛸仙鹤草煎剂治肺结核咯血

海螵蛸、仙鹤草各10克。水煎2次，混合后分上、下午服，每日1剂，据报道，本方对肺结核咯血有良效。

3.紫草研末治咯血、吐血

紫草适量研末。饭后用蜂蜜或生鸡蛋清调服，每次2克，每日3次，连服3天。可止血，除热，解毒。治疗咯血、吐血等各种出血。（《中药大辞典》）

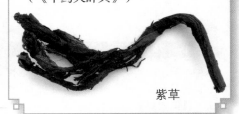

紫草

4.三七粉治各种原因所致的咯血

三七适量。研末，每次3克，米汤送服。适应于各种原因所致的咯血。注：药店有售直接研好的三七粉。（《濒湖集验方》）

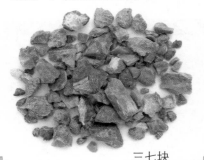

三七块

5.黄花菜白茅根煎剂治咯血

黄花菜、白茅根各25克。水煎2次，药液混合后，早晚分2次服用，每日1剂，可清热凉血止血，治疗咯血有热象者。

6.藕节治肺结核咯血

鲜连藕节60克，鲜白茅根60克，水煎服用；或鲜连藕250克，洗净切片，水煎加适量的糖拌食。治疗肺结核咯血。

7.白及粉治各种原因所致的咯血

白及适量。研末，每次10克，米汤送服。治各种原因所致的咯血、吐血。（《中药学》）

8.侧柏叶生姜煎剂治各种原因所致的咯血

侧柏叶、生姜各90克，艾叶60克。加水1500毫升，当煎至500毫升时，用纱布过滤后加适量红糖，每4～6小时1次，每次40～60毫升。适用于各种原因所致的咯血。（《单方验方》）

9.款冬花百合治咳嗽不已，痰中带血

款冬花、百合等量，共为细末；蜂蜜适量，加少量的水在锅里炼稠后，将药粉放入，调和均匀，为丸，如弹子大。每次1丸，饭后姜汤送下，能嚼食更佳。可润肺止咳，治疗咯血。（《济生方》）

10.泻心汤治血热妄行之咯血

大黄10克，黄连9克，黄芩9克。同煎煮，每日1剂。分2次服用。治血热妄行支气管扩张之咯血。（《金匮要略》）

11.煅花蕊石粉治肺结核咯血

煅花蕊石研成极细粉末，每次服4～8克，每日3次，治疗肺结核咯血、支气管咯血有效。（《中成药研究》）

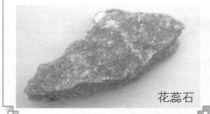

花蕊石

12.猪肺鸡冠花治咯血

猪肺1具，鲜白鸡冠花20克。将猪肺切块同鸡冠花煮约1小时即可，饭后分2～3次食服。治阴虚有热咯血。（《本草纲目数据库》）

另：鸡冠花15克，地榆、槐花、黄芩炭各10克。水煎服，可治便血。

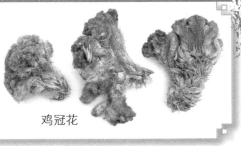

鸡冠花

5种偏方治疗肺气肿

1.蟾蜍蛋治肺气肿

蟾蜍1只，鸡蛋1个，将鸡蛋放入蟾蜍腹中，外包黄泥封固，在火中煨熟，吃蛋，每日1个。能补肺气，治久咳、肺气肿有较好疗效。

2.人参蛤蚧汤治气管炎伴有肺气肿

人参、蛤蚧、冬虫夏草等比例配方。治疗老年慢性支气管炎并发阻塞性肺气肿有效。（《安徽中医学院学报》）

3.南瓜蜂蜜糖治肺气肿

南瓜1000克，蜂蜜100克，冰糖50克。将南瓜顶部开口，挖去一部分瓤，蜂蜜和冰糖装入，再将开口盖好，蒸至熟烂。早晚吃，连吃7天。治疗肺气肿。

4.百尾笋炖鸡治肺气肿

百尾笋30克，白鲜皮15克，鹿衔草15克，鸡肉200克。先煎煮药物去渣，同鸡肉炖熟，吃肉饮汤。（《四川中药志》）

5.桑白皮猪肺汤治肺气肿

猪肺500克，桑白皮、甜杏仁各30克，黄酒1匙，盐少许。将猪肺切块，同桑白皮、甜杏仁入锅中，加水适量煮开，加黄酒、细盐后再改文火炖2小时，弃渣吃肺喝汤，每日2次，2天食完。治疗慢性支气管炎伴有肺气肿。（《单方验方》）

桑白皮、地骨皮30克，甘草3克，粳米1撮。水煎煮，每日1剂。治小儿气喘。

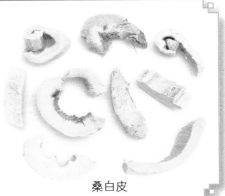

桑白皮

第四章

肾系疾病效验小偏方146首

26 种偏方治疗肾炎

1.灯心草车前草治肾炎水肿

鲜灯心草、鲜车前草各30克。水煎2次，去渣取药液混合，分2次服用。每日1剂。可清热利尿消肿，治疗肾炎水肿。（《福建中草药》）

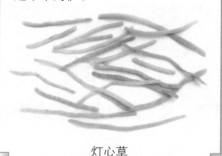

灯心草

2.茅根汤治小儿急性肾炎

白茅根250克，白糖25克。将干品茅根洗净后切碎，放入沙锅内，加水适量，煎汤去渣，然后加入白糖溶化，分2～3次当茶饮用，连服1～2周。直至肾炎痊愈。可清热利尿。适用于小儿急性肾炎。（《云南医学杂志》）

3.黄芪粥治小儿慢性肾炎

生黄芪30克，生苡仁30克，赤小豆15克，鸡内金末9克，糯米50克。先将黄芪放入锅内，加水600克，煮20分钟捞出渣取汁，兑水再加入生苡仁、赤小豆煮30分钟，最后加入鸡内金末和糯米，煮成粥即可。分2次温热服用，每日1剂，连服2～3个月。可补气健脾，适用于小儿慢性肾炎。（《岳美中医案集》）

4.石韦苡仁汤治急性肾炎

石韦、生苡仁各20克。加水600毫升，煎至200毫升，去渣取药液，再煎1次，两次药液混合，分2次服，一日1剂。可清热健脾利尿，治急性肾炎脾虚湿热证。（《单方验方》）

5.连钱草瞿麦荠菜煎剂治肾炎水肿

连钱草、瞿麦各30克，荠菜15克。水煎2次，药液混合，早晚分服，每日1剂，可清热利尿，治疗肾炎水肿。（《上海常用中草药》）

6.半边莲煎剂治急性肾小球肾炎

鲜品半边莲150~250克（12岁以下为50~150克）。水煎2次，去渣取药液，药液混合，加白糖适量，不拘时服，每日1剂。治疗急性肾小球肾炎。（《中国民族民间医药杂志》）

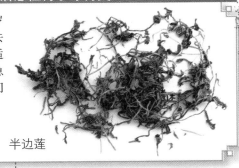

半边莲

7.麻黄连翘赤小豆汤治急性肾小球肾炎

麻黄、连翘、杏仁各9克，赤小豆15克，大枣12枚。水煎2次，去渣药液混合，早晚分2次服用，每天1剂。可宣肺利尿消肿，治疗急性肾小球肾炎。（《简明中医辞典》）

8.车前叶粥治急性肾炎小便不利

鲜车前叶30~60克，葱白1茎，粳米50~100克。将车前叶洗净，切碎，同葱白煎煮，去渣取汁，兑水加粳米煮粥。每日2~3次。7天为1个疗程。可清热利尿，祛痰。适用于急性肾炎小便不利、尿血、水肿等症。患有遗精、遗尿的患者不宜食用。（《圣济总录》）

9.冬瓜鲤鱼羹治慢性肾炎

鲤鱼500克，冬瓜（切块）200克。将鲤鱼去内脏洗净，与冬瓜一同煮熟，放葱白，少许盐。隔日1剂。可补虚利水，适合于慢性肾炎患者。（《偏方大全》）

10.金银花煎剂治急性肾盂肾炎

金银花30克。开水泡服，代茶饮用，每日1剂。可清热解毒，治疗急性肾盂肾炎。（《河北中西医结合杂志》）

11.鲤鱼赤豆饮治急慢性肾炎水肿

大鲤鱼1尾，赤小豆60克。将鱼和豆一起煮熟，饮汁，一次服下。注意不宜加盐。可清热利水消肿，治疗急、慢性肾炎水肿明显，且小便赤涩者。

12.胡桃夹治肾炎

胡桃夹300克（胡桃果核内的木质隔膜），黄酒2500克。浸泡1小时后煮沸，去渣。每次服5~10毫升，一日3次。可固肾利尿，治疗慢性肾炎。（《中药大辞典》）

13.二丑大枣汤治慢性肾炎水肿

白丑、黑丑各120克。研末，每次6克，另用大枣10枚，煎汤加红糖适量冲服药粉，每日1次，连服2~3天。可利水消肿，主治慢性肾炎水肿。（《宣明论方》）

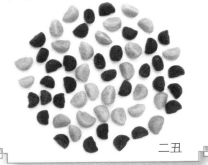

二丑

14.芪术苓蔻煎治慢性肾炎

黄芪30克，焦白术15克，茯苓15克，草豆蔻3克。将药物加水浸泡半小时，水煎2次，去渣滤出药液混合，分2次服用，每天1剂。可补气健脾，利水消肿，治疗脾肾阳虚型之肾炎水肿、纳差乏力者。（《新中医》）

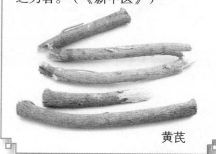

黄芪

15.猪肚乌龟汤治慢性肾炎水肿

猪肚1只，乌龟1只。将乌龟剁成小块，和洗净切块的猪肚，加水同煮烂熟，加糖、醋少许调味。分作4～6次2天内食完。10天为1个疗程。有补肾益气，利尿消肿，消除蛋白尿的作用，用于慢性肾炎、水肿、蛋白尿等。（《本草纲目》）

16.黄芩治肾炎、肾盂肾炎

黄芩30克。水煎2次，去渣取药液混合，早晚分2次服用，每日1剂。可清热利尿，治疗肾炎、肾盂肾炎。（《中药大辞典》）

17.蝼蛄蛋治小儿急性肾炎

蝼蛄1只，鸡蛋1个。将蝼蛄去尽头、爪、翼，放锅中用小火焙焦，研成细末。将鸡蛋钻1小孔，塞入2克蝼蛄末，用纸浸湿包8层后，入电烤箱烤，熟后弃纸壳，热食，治疗小儿急性肾炎有良效。（《浙江中医杂志》）

18.熟地山药蜜治慢性肾炎兼体虚

熟地60克，怀山药60克，蜂蜜500克。将熟地、怀山药倒入瓦罐内，加冷水3大碗，小火约煎40分钟，滤出头汁半碗。再加冷水1碗煎30分钟，至药液半碗时，弃渣滤出。2次药液混合调入蜂蜜，倒入瓷盆内，加盖，用旺火隔水蒸2小时，冷却装瓶，每日2次，每次1匙，饭后温开水送服。可补肾滋阴，治疗慢性肾炎病久体弱者。

19.胡椒鸡蛋治脾肾两虚型肾炎

白胡椒7粒，鲜鸡蛋1个。先将鸡蛋钻1小孔，然后把白胡椒装入鸡蛋内，用面粉封孔，外以湿纸包裹，放入蒸笼内蒸熟，服时剥去蛋壳，将鸡蛋胡椒一起吃下。成人每日2个，小儿每日1个。10天为1个疗程，休息3天后，再服第2个疗程。适用于慢性肾炎脾肾两虚、精血亏虚型。（《中药大辞典》）

20.葶苈子丸治慢性肾炎水肿

葶苈子15～30克，桑白皮15克，冬瓜皮30克。水煎2次，去渣取药液混合，每日3次分服，每日1剂，可泻肺平喘，利水消肿。适用于慢性肾炎水肿和心力衰竭。（《中药大辞典》）

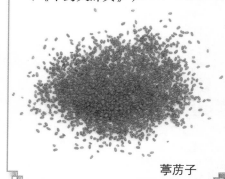

葶苈子

21.鹿茸龟版膏治阴阳两虚型慢性肾炎

鹿茸10克，龟版、熟地各100克，红糖1000克。将鹿茸、龟版、熟地加冷水适量，浸泡半天，文火煎煮，过滤取汁。如法煎煮3次，合并滤液，文火浓缩至500毫升左右，加入红糖即可。每次2匙，每日3次，空腹开水化服。以上为1个疗程的量。可滋补阴阳，适用于慢性肾炎兼精血虚衰的各种虚弱性疾患。（《本草纲目》

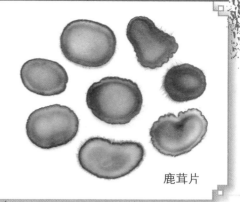

鹿茸片

22.冬瓜皮赤小豆煎治肾炎水肿

冬瓜皮、西瓜皮（用连瓤之厚皮，用西瓜翠衣效不显著）、白茅根各18克，赤小豆90克。现将前三味药水煎2次，去渣滤出药液混合，放入赤小豆，煎至豆熟即可。一日3次服用。可清热利尿，治疗肾炎水肿，小便不利，全身水肿。（《现代实用中医》）

23.羊肾蒸附片治脾肾阳亏型慢性肾炎

羊肾1对，制附片6克。将羊肾对半切开，去其筋膜。制附片研末，均匀地掺和于羊肾中，蒸2小时。每日早晚空腹食用1个。半个月为1个疗程。可温肾暖脾、散寒祛湿，治疗脾肾阳亏的慢性肾炎四肢水肿、身寒畏冷、小便不利等。（《本草纲目》）

24.落花生煮食治肾炎蛋白尿

落花生15克。煮熟，每天食用，连食用1个月，可治疗慢性肾炎有蛋白尿。

25.绿豆冬瓜汤治急性肾炎早期

冬瓜500克，绿豆60克，砂糖少许。冬瓜洗净切块，绿豆洗净，与冬瓜一起放入沙煲里，加清水适量，用文火煲2小时，砂糖调味服用。可清热解毒，利水消肿，治疗急性肾炎血尿、眼睑水肿较明显、蛋白尿和高血压者。

26.白茅根煮赤豆治急慢性肾炎

白茅根250克，赤小豆120克。将药物加水浸泡1小时，煎至水干，除去茅根，将豆分数次嚼食。可清热利水消肿，治疗急慢性肾炎。（《家庭食疗大全》）

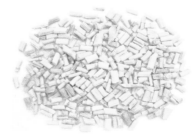

白茅根

21 种偏方治疗阳痿

1.肉苁蓉粥治阳痿便秘

肉苁蓉15克，精羊肉100克，粳米50克。肉苁蓉加水100毫升，煮烂去渣；精羊肉切片入沙锅内加水200毫升，煎数沸，待肉烂后，再加水300克，将粳米煮至米开花汤稠时，加入肉苁蓉汁及羊肉再同煮片刻即可，盖紧盖焖5分钟。每日早晚温热服。可补肾壮阳，润肠通便。适用于阳痿早泄、遗精、便秘等。（《药性论》）

2.韭菜炒羊肝治阳痿

韭菜100克，羊肝120克。将韭菜洗净切1.6厘米长；羊肝切片，与韭菜一起用铁锅旺火炒熟。当菜食用，每日1次。可温肾固精，适用于男子阳痿、遗精、盗汗，女子经漏、带下。（《饮食疗法》）

3.猪肠子治阳痿

猪肠子，新瓦上焙干，每次服3克，烧酒冲服。治疗阳痿（《集验良方》）

4.海狗肾治阳痿

海狗肾焙干为末，每服3克，空腹用酒送服。主治阳痿、性欲冷漠。（《本草纲目》）

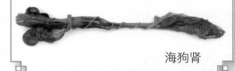

海狗肾

5.人参治疗麻痹型阳痿

人参15克。洗净，开水浸泡，代茶饮，直至味淡。每天1剂，长期饮用，可补气壮阳，治疗麻痹型、早泄型阳痿有显著性疗效，对心理型阳痿无效。（《中药学》）

6.蛇床子五味子菟丝子治阳痿

蛇床子、五味子、菟丝子各等份，蜂蜜适量。将药物共研为末，蜂蜜炼熟，加入药末，做成梧桐子大药丸。每次30丸，用温酒送服，一日3次。可补肾壮阳，治疗阳痿。（《千金要方》）

7.菟丝子粥治阳痿遗精

菟丝子30～60克(鲜者可用60～100克)，粳米100克，白糖适量。先将菟丝子捣碎，水煎，去渣取汁后，入粳米煮粥，粥将成时，加入白糖稍煮即可。早晚服用，7～10天为1个疗程，隔3～5天再服。可补肾益精，养肝。适用于肾气不足所致的阳痿、遗精、头晕眼花、耳鸣。（《粥谱》）

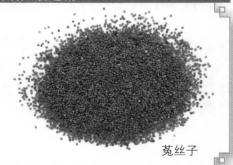

菟丝子

8.枸杞羊肉粥治阳痿

枸杞叶150克，羊肾1只，羊肉100克，葱白2茎，粳米100～150克，细盐少许。将羊肾去内膜，切腰花，再把羊肉切小块，枸杞煎汁去渣，同羊肾、羊肉、葱白、粳米一起煮粥。待粥成后加入细盐少许，稍煮即可。每日1～2次，温热服。可滋肾阳，补肾气，壮元阳。适用于肾虚劳损、阳气衰败所致阳痿、腰脊疼痛、头晕耳鸣等。（《饮膳正要》）

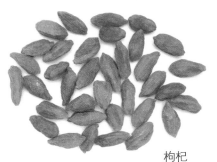

枸杞

9.胡桃肉韭菜治阳痿

胡桃肉60克，韭菜240克（切）。先用香油炸黄胡桃肉，后入韭菜炒熟，放盐少许，食用。可补肾阳，润肠通便，治疗阳痿伴有遗精梦泄，面色苍白，头晕目眩，精神萎靡，腰膝冷痛，舌淡苔白，脉多沉细。（《方脉正宗》）

10.杜仲爆羊腰治阳痿

杜仲15克，五味子10克，羊腰500克，葱姜、料酒、酱油、芡粉汁、素油各适量。将杜仲、五味子加水适量煎煮40分钟，去渣，加热浓缩成稠液，备用；羊腰去筋膜，切成腰花，以芡粉汁裹匀再以素油加热爆炒，至嫩熟，调以杜仲等浓缩的稠液、酱油、姜葱、料酒等出锅。分顿食用。可补肝益肾强腰，适用于肾虚阳痿体弱、慢性腰痛。（《篚中方》）

11.提耳治阳痿

每天早晨凝神，排除杂念，用左手将右耳上提49次，用右手上提左耳49次。治疗多种阳痿。（《老年报》）

12.鹿角胶粥治阳痿早泄

鹿角胶15～20克，粳米100克，生姜3片。先煮粳米，待沸后，放入鹿角胶、生姜同煮为稀粥。每日1～2次。5天为1个疗程。补肾阳，益精血。适用于肾气不足所致的阳痿、早泄、遗精、腰痛、不孕等。（《本草纲目》）

13.覆盆子韭菜子治阳痿早泄

覆盆子、韭菜子等份，蜂蜜适量。将药物研细末，蜂蜜煮炼，蜜炼好后放入药末为丸，如梧桐子大，每次6克，一日分次服用。可补肾阳，固精止遗，治阳痿早泄。（《中国秘方大全》）

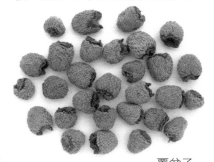

覆盆子

14.雪莲花冬虫夏草浸酒治阳痿

绵头雪莲花15克，冬虫夏草50克，白酒1000克。将药物浸泡在白酒中，拧紧瓶盖，1个月后饮用，每次5毫升，每日1～2次。可温肾壮阳散寒，治疗阳痿。（新疆雪莲花与绵头雪莲花功效相似，但新疆雪莲花辛、热，有毒，过量易中毒。）（《中药大辞典》）

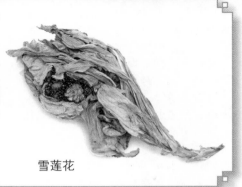

雪莲花

15.小茴香炮姜治阳痿

小茴香、炮姜各5克，共研末，加食盐少许，用人乳或蜂蜜调糊状，敷于脐上，用胶布固定，3～5天换1次。可补肾散寒，治疗阳痿畏寒怕冷。（《常见病自疗精粹》）

16.射干甘松治阳痿

射干、甘松各3克。研末，以白酒适量冲服，每日1剂。治疗阳痿效果好。（《山西中医》）

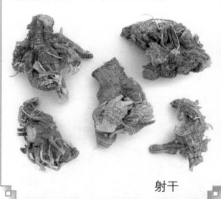

射干

17.雌鸽食疗治阳痿

雌鸽1只。熬汤或者清炖，熟后加少许盐调味即可。可扶助肾阳，滋养肝血，治疗阳痿。

18.鹿茸山药浸酒治阳痿

鹿茸片15克，山药末30克，白酒500克。用绢包裹药物，浸泡白酒中，7天后饮酒，一日3盏为度。可壮元阳，益精血，治疗阳痿早泄，小便频数，不思饮食。（《普济方》）

19.露蜂房治阳痿

露蜂房若干只，洗净，切碎，蒸透，焙干呈黄色，研细末，每次服5克，每日2次，黄酒1盅送服。治疗阳痿、全身乏力。（《常见病自疗精粹》）

20.巴戟天牛膝治阳痿

巴戟天、生牛膝各500克，白酒2500克。将药物浸泡酒中，半月后饮酒，每次20毫升，每天2～3次（根据酒量而定）。常令酒气相及，但切勿醉。可壮肾阳，治疗阳痿少腹冷痛，小便频数。（《千金方》）

21.猪腰子枸杞子食疗治阳痿

猪腰子1对，枸杞子250克，豆豉汁1杯，花椒、盐适量，将猪腰子切片，一同共煮即可，饮汤吃肉。可补肾壮阳，治疗阳痿。（《常见病自疗精粹》）

11 种偏方治疗肾病综合征

1.龟肉莲子芡实汤治脾肾两虚型肾病综合征

龟（1000克左右），芡实60克，莲子60克，料酒1匙，精盐、味精各少许。将龟宰杀，取肉切块，同芡实、莲子共入锅中，加冷水浸没，旺火烧开，加入料酒和精盐，改小火慢炖3小时，至龟肉熟烂，调入味精即成，吃肉喝汤，每日2次，每次1小碗，2天内吃完，连用6天为1个疗程。可补脾益肾、滋阴固涩，治疗脾肾两虚综合征，见面色㿠白、纳食不佳者。

2.茅根豆粥辅助治疗肾病综合征

鲜茅根200克，粳米200克，赤豆200克。鲜茅根加水适量，煎汁去渣，加入粳米、赤豆，煮成粥。每日分3～4次服食。可利水消肿，适用于肾病综合征小便短赤者。

3.仙茅金樱鸡肉汤治肾阳虚衰型肾病综合征

鸡肉300克，仙茅10克，金樱子15克。将仙茅用米泔水浸泡3天。鸡肉切块，放入沙煲内，加清水适量，以武火煮沸后，改用文火煲1小时，放入仙茅、金樱子再煲1小时，调味食用。可补肾壮阳，敛精止遗，治疗肾阳虚衰之肾病综合征阳痿、遗尿等。

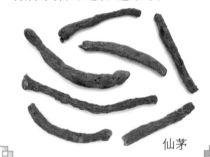

仙茅

4.冬瓜腰片汤治湿热内困型肾病综合征

冬瓜250克，薏米9克，黄芪9克，怀山药9克，香菇5个，猪腰1副，鸡汤10杯。将用料洗净，冬瓜切块，香菇去蒂。猪腰对切两半，除去白色部分，切片，洗净后用热水烫过。鸡汤倒入锅中加热，先放姜葱，再放薏米、黄芪和冬瓜，以中火煮40分钟，再放入猪腰、香菇和怀山药，煮熟后慢火再煮片刻，调味即可。此汤可补肾强腰，适用于湿热内困型肾病综合征见腰膝酸软、下肢水肿、小便黄赤等症。

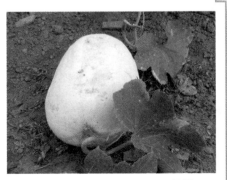

冬瓜

5.蒜头花生汤治脾虚湿盛型肾病

花生米150克，大蒜头100克。大蒜头去衣与花生一起放入沙煲内，加清水适量，武火煮沸，再改用文火煲至花生米烂熟，调味食用。可健脾、祛湿、退肿解毒，治疗肾病水肿、脾虚湿盛者，四肢困重、下肢水肿、小便不利等。

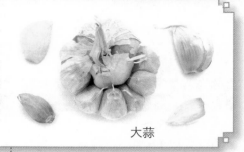

大蒜

6.茯苓赤小豆粥辅助治疗肾病综合征

茯苓25克，赤小豆30克，大枣10枚，粳米100克。先将赤小豆冷水浸泡半日后，同茯苓、大枣、粳米煮粥即可。早晚餐服食。可健脾，辅助治疗肾病综合征脾虚纳差者。

7.花生猪尾汤治脾肾两虚型肾病

猪尾1条，花生米60克。将猪尾斩小段。花生米与猪尾同入沙煲内，加清水适量，武火煮沸后，改用文火煲至花生米烂熟，调味食用。可健脾和胃、益肾利水，治疗各种肾病日久腰痛无力，下肢水肿。

8.黄芪鲤鱼汤辅助治疗肾病综合征

鲤鱼250克（1尾），黄芪30克，赤小豆30克，砂仁10克，生姜10克。先煎药物30分钟，去渣取汁，兑水将洗净的鲤鱼入锅同煎，文火炖40分钟。吃鱼喝汤，隔日1剂。可益气补血，健脾和胃，利水消肿，治疗肾病综合征。慢性肾衰终末期（尿毒症）的水肿勿用。肿甚应同时服用西药，一旦肿消或留有微肿时，则可单用本方以调理，方中黄芪在水肿明显期以生者为宜，转入恢复期则用炙黄芪。（《中国中医秘方大全》）

9.五味杜仲炖羊肾汤治肾病综合征之腰脊冷痛

羊肾2个，杜仲15克，五味子6克。羊肾切开去脂膜，切片。杜仲、五味子分别洗净。将以上用料一起放入炖盅内，加开水适量，用文火隔水炖1小时，调味食用。可温肾涩精、强筋健骨，治疗肝肾虚寒之肾病综合征腰脊冷痛、足膝无力、小便频数、时有头晕耳鸣等。

10.郁李苡仁粥辅助治疗肾病综合征

郁李仁50克，薏苡仁60克。先将郁李仁水煎去渣取汁，再入薏苡仁煮粥，煮至薏苡仁开花烂熟即可。每日2次，早晚餐温热服食。可利尿消肿，治疗肾病综合征小便不利者。

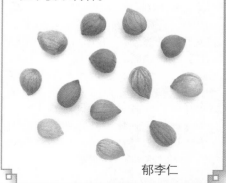

郁李仁

11.狗肉小麦仁粥辅助治疗肾病综合征

狗肉500克，小麦仁(即小麦去皮)100克。先将狗肉切块，与小麦仁同入沙煲内，加水适量，如常法煮粥，以肉烂粥熟为度。空腹适量服用。可补虚，治疗肾病综合征体虚乏力、嗜睡者。

15 种偏方治疗尿道炎

1.土茯苓苦参黄柏煎剂外用治尿道炎尿频涩痛

土茯苓、苦参各30克，黄柏、地肤子各20克。每日1剂，水煎熏洗。可清热解毒消炎，治尿道炎尿频涩痛。

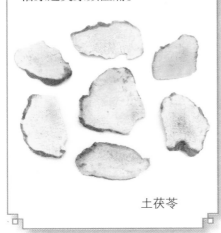

土茯苓

2.黄芩治尿道炎

黄芩30克。水煎2次，分3次服用，每日1剂。可清热除湿，治疗尿道炎尿血者。(《千金翼方》)

3.爬墙虎治尿道炎

爬墙虎15克，甘草3克。煎汤1碗一次服下，一日3次。7天为1个疗程。可祛湿通淋，治疗尿道炎，小便不利，尿道刺痛。(《本草纲目》)

4.鱼腥草瘦肉汤治尿道炎

鱼腥草60克，瘦肉200克。共炖，食肉喝汤，每天1剂，连服1～2周。可清热解毒，治疗尿道炎。(《本草纲目》)

5.鹿衔草煎水治尿道炎

鹿衔草60克。水煎2次，混合后分上、下午服，每日1剂。可补虚活血祛湿，治疗五淋白浊，小便疼痛，欲尿不出。(《中药大辞典》)

6.赤小豆玉米须治尿道炎

赤小豆50克，玉米须60克。水煎饮汤，每日1次，连服20天。可清热利尿，治疗尿道炎小便不利。(《中药学》)

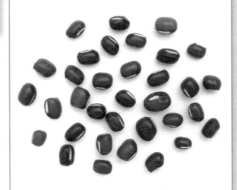

赤小豆

7.竹叶灯心草煎剂治尿道炎尿频涩痛

淡竹叶12克，灯心草9克，海金沙6克。水煎2次，药液混合，早晚分2次服用，每日1剂。可清热利尿通淋，治疗尿道炎尿频涩痛等。（《江西草药》）

8.川楝子治尿道炎

炒川楝子30克，炒小茴香30克。研成细末，每次服6克，饭前温酒送下，每日2次。可清热除湿利尿，治疗尿道炎，小便涩痛。（《杨氏家藏方》）

9.滑石蒲黄研末治尿道炎

滑石、蒲黄等份。研末混合，每次服6克，日服3次。可清热利尿化瘀，治疗尿道炎、膀胱炎、前列腺炎小便不利，茎中疼痛，少腹急痛。（《千金方》）

10.马齿苋甘草梢治尿道炎

马齿苋60克，甘草梢6克。水煎2次，早晚分服，每日1剂。可清热利尿，治疗尿道炎。（《太平圣惠方》）

11.通草滑石汤治尿道炎

通草30克，滑石30克，冬葵子15克，石韦15克。将滑石用纱布包裹与其他药同煎2次，药液混合，早晚分服，每日1剂。可清热利尿通淋，治疗尿道炎小便赤涩淋痛。注：孕妇忌用。（《普济方》）

12.土牛膝治尿路感染

土牛膝连叶15克（鲜品30克）。以酒煎煮，每日1剂。治疗尿路感染小便不通可尿血。（《岭南采药录》）

13.新鲜鸭跖草打汁治尿道炎

新鲜鸭跖草120克。捣烂取汁，加水1杯，调入蜂蜜适量，分3次服用，一日1剂。可清热解毒利尿，治疗五淋小便刺痛。体质虚弱者，药量酌减。（《泉州本草》）

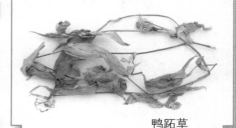

鸭跖草

14.海金沙研末治尿道炎

海金沙60克。研末，每次6克，用生甘草3克煎汤送服，每日2次。可清热利尿通淋，治疗尿道炎小便热淋急痛。（《泉州本草》）

海金沙

15.八仙草、滑石治尿路感染

八仙草9克，滑石6克，甘草3克，双果草6克。水煎内服，每日1剂。治疗尿路感染。

10 种偏方治疗膀胱炎

1.车前粳米粥治膀胱炎

车前子15克,粳米50克。车前子布包入沙锅内,水煎15分钟,去渣取汁,兑水加入粳米,煮为稀粥。主治膀胱炎。(《单方验方》)

2.车前萹蓄银花汤治膀胱炎

车前草30克,萹蓄60克,金银花15克,甘草3克。水煎2次,混合药液,分2次服,每日1剂,可清热解毒,治膀胱炎。(《泌尿系感染偏方》)

3.阳桃煎水治膀胱炎

鲜阳桃5个,蜂蜜适量。将阳桃切成块,加水煎煮10分钟,放温后冲入蜂蜜适量饮用。能清热,解毒,利尿,治疗膀胱结石及膀胱炎。(《中药大辞典》)

4.玉米须治慢性膀胱炎

玉米须60克。以开水冲沏,代茶饮。可利湿轻身。对慢性膀胱炎、肾炎、胆囊炎、糖尿病、高血压、肥胖病等均有疗效。(《中药学》)

5.大白菜根治膀胱炎

大白菜根适量。将大白菜根切片捣烂取汁。每次服1茶匙。可清热利湿,治膀胱炎、尿道炎。

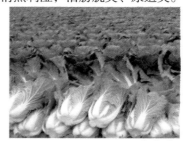

大白菜

6.鱼腥草煎水治膀胱炎

鱼腥草30克。加水煎服。每日分3次服。可清热利湿利尿。治疗膀胱炎、尿道炎湿热小便涩淋疼痛。(《江西民间草药》)

7.银花公英煎水治膀胱炎

金银花、蒲公英各10克。水煎2次,药液混合,早晚分服,每日1剂。可清热解毒,治疗膀胱炎。

8.新鲜车前草猪膀胱煎汤治膀胱炎

鲜车前草60～100克(干品用20～30克),猪膀胱200克同煮汤,加少许食盐调味食用。有清热利湿,利尿通淋作用。民间常用于尿道炎、膀胱炎、眼结膜炎、妇女湿热白带或黄带等症。

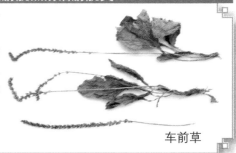

车前草

9.滑石研末治膀胱炎

滑石120克。研末，每次服6克，木通10克煎汤送服，每日3次，可清热利尿，治疗膀胱炎小便赤涩热痛。（《圣济总录》）

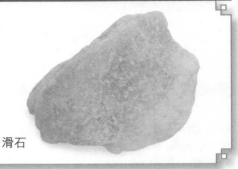

滑石

10.绿豆芽汁治膀胱炎

绿豆芽500克，白糖适量。将绿豆芽洗净，以纱布压挤取汁，加白糖，代茶饮服。主治尿路感染、膀胱炎。

16 种偏方治疗前列腺炎

1.劳淋汤治阴虚火旺型前列腺炎

生山药30克，生芡实9克，知母9克，生白芍9克。水煎服，一日1剂。可固肾泻相火，治疗前列腺炎房劳过度，耗散真阴，阴亏火旺，久而成淋。（《医学衷中参西录》）

2.金银花野菊花汤治前列腺炎

金银花60克，野菊花30克，生甘草20克。清水煎汤内服，随意代茶饮用（限当天服完）服药期间，禁烟、禁酒及辛辣食物。治前列腺炎。（《中药学》）

3.生贯众治前列腺炎

生贯众、石莲子各90克。分别将其捣碎，混合后分为3份，取1份放在大瓷茶缸内，沸水冲泡后当茶水饮。每日1剂，一日服3次。用治前列腺炎。坚持数日，直至痊愈。

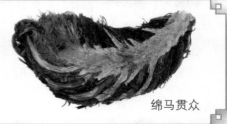

绵马贯众

4.三七粉治慢性前列腺炎

三七粉3克。冲服，每日一次。可活血化瘀，治疗前列腺炎。（《民间实效验方宝典》）

5.葵花根治慢性前列腺炎

葵花根30克。水煎服，一日1剂。慢性前列腺炎、前列腺肥大。（《单方验方》）

6.蜂王浆治前列腺炎

蜂王浆20～30克。用开水将蜂王浆配制成1:100的溶液。每日口服2次，长期服用。适用于慢性前列腺炎以及病后体虚、营养不良。（《本草纲目数据库》）

7.胡枝子车前草水治前列腺炎

将胡枝子(牡荆)鲜全草30克，车前草15克，冰糖30克。水煎2次，药液混合，日服3次。每日1剂。可清热利水通淋。适用于前列腺炎，小便淋漓。（《中药大辞典》）

8.六一散治慢性湿热下注型前列腺炎

滑石粉30～60克、生甘草5～10克。先取滑石粉加水700毫升，先煎15分钟，后加入生甘草煮5分钟。治疗湿热下注型慢性前列腺炎。（《民间实效验方宝典》）

9.白兰花瘦猪肉辅助治疗前列腺炎

瘦猪肉100克，白兰花30克。将猪肉洗净切块与白兰花一同加水煮汤，加适量盐，吃肉饮汤，每天1次。可补肾滋阴，行气化浊，治疗前列腺炎及女子白带过多等症。（《常用中草药手册》）

10.生南瓜子治前列腺炎

生南瓜子30克。去壳，嚼食，每日1次。适用于辅助治疗前列腺炎。（《单方验方》）

11.爵床红枣汤治前列腺炎

鲜爵床草100克(干者减半)，红枣30克。将爵床草洗净切碎，同红枣一起加水1000克，煎至400克左右。每日2次分服，饮药汁吃枣。适用于前列腺炎。（《本草纲目数据库》）

12.豨莶草川牛膝煎剂治前列腺炎

豨莶草30克，荔枝草20克，红花10克，川牛膝10克。水煎滤出药液内服，再煎一次去除药渣，坐浴，治疗非淋菌性前列腺炎。（《中医杂志》）

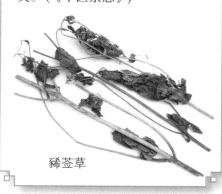

豨莶草

13.葡萄煎治前列腺炎

葡萄250克，藕250克，鲜地黄250克。分别榨取汁液，混合煎煮片刻，分2次服用，用时适量蜂蜜。可治疗前列腺炎小便涩痛。（《太平圣惠方》）

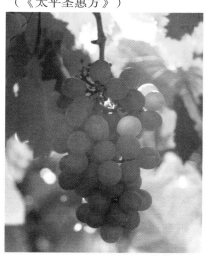

葡萄

14.荸荠辅助治疗前列腺炎

荸荠150克。将荸荠洗净，切碎后捣烂，兑入适量温开水调匀后，滤取汁液饮服。每日2次，连服2周。

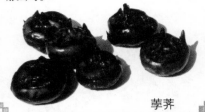

荸荠

15.猕猴桃辅助治疗前列腺炎

猕猴桃1个。将猕猴桃去皮后捣烂，兑入适量温开水调匀后饮服。每日1次，连服数周。可治疗前列腺炎。（《食疗食补食谱大全》）

16.杨梅辅助治疗前列腺炎

杨梅50克。将杨梅洗净去核后捣烂，兑入适量温开水调匀后即可服用，每日2次，连服2个月。

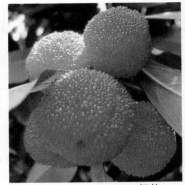

杨梅

12 种偏方治疗膀胱结石症

1.连钱草煎剂治膀胱结石症

连钱草、灯心草、车前草各15克。水煎2次后，将药液混在一起，早晚分2次服用，每日1剂。可清热利尿，治疗膀胱结石症。（《中药大辞典》）

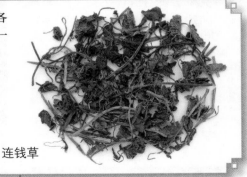

连钱草

2.葫芦蜂蜜治膀胱结石症

鲜葫芦、蜂蜜各适量。将葫芦捣烂绞取汁，加适量蜂蜜。每次半杯或1杯，每日2次。用治尿路结石。（《偏方大全》）

3.海金沙治膀胱结石症

海金沙20克。水煎2次，混合后分2份，以生甘草6克煎水送服，每日1剂。可清热通淋止痛，治疗膀胱结石热淋急痛。（《泉州本草》）

4.鸡内金治膀胱结石症

鸡内金1个。晒干，烧存性，研末，每次5克，面汤送下，每日2次。化石通淋，治疗膀胱结石、尿路结石、胆结石，对小便淋漓、痛不可忍者有疗效。（《医林集要》）

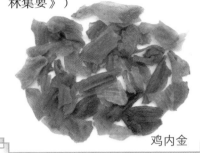

鸡内金

5.蚯蚓研末治膀胱结石症

活蚯蚓30条。洗净，文火焙干，研末，加白糖适量，每次2克，早晨1次顿服。可清热利尿，治疗膀胱结石。

6.胡桃散治膀胱结石症

胡桃仁500克，炙鸡内金50克，蜂蜜500克。将胡桃仁、鸡内金焙干，研成细末，蜂蜜熬熟，入药末熬成膏，装瓶，每次1匙，开水化服，1日3次。治疗膀胱结石、胆结石等。

7.苎麻二金汤治膀胱结石症

苎麻根30克，海金沙15克，金钱草15克，水煎2次，药液混合，早晚分服。每日1剂。治疗膀胱结石症。

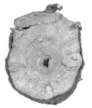

苎麻根

8.玉米须炖蚌肉治膀胱结石症

玉米须150克，蚌肉500克。将玉米须用纱布扎紧，蚌肉切片，一同入沙锅中，加葱、姜、料酒，适量清水，大火烧开，小火煮至蚌肉熟烂，拣出葱、姜、药袋，加精盐、味精、胡椒粉、麻油等调味品拌匀，用以佐餐。可泄热利尿，治疗膀胱湿热，尿道或膀胱结石，对胆道结石也有一定作用。

9.牛角研末治膀胱结石症

牛角8克。将牛角烧灰研成细末，每服8克，用酒冲服，每日服5次，连服5～7天。可治疗膀胱结石症。（《中国民族民间医药杂志》）

10.黄花鱼头治膀胱结石症

黄花鱼头4个，当归20克。将黄花鱼头焙干与当归同煎，用2000毫升水煎至1200毫升，喝汤食鱼头肉。

11.金钱草薏苡仁粥治膀胱结石症

金钱草30克，薏苡仁90克。将金钱草水煎，去药渣取汁，兑水同薏苡仁煮粥即可，随意食用。可清热利尿，治膀胱结石症。（《浙江民间草药》）

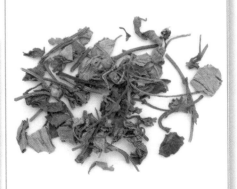

金钱草

12.米酒炒田螺治膀胱结石症

田螺500克，米酒150克，田螺用水养3天，吐尽泥水，用剪刀剪碎螺蛳尾部，炒锅烧红，下油烧沸，入螺蛳，加葱、姜、米酒、精盐爆炒至熟，出锅时再加味精，拌匀，用以佐餐。适用于膀胱结石，尿道结石小便不利，涩痛。

13 种偏方治疗前列腺增生症

1.桂浆粥治阳虚型前列腺增生症

肉桂5克，车前草30克，粳米50克。先煎肉桂、车前草，去渣取汁，再加入粳米煮熟后加适量红糖，空腹服。有温阳利水之功效。

2.冬瓜薏米汤治前列腺增生症

冬瓜350克，薏米50克，白糖适量。将冬瓜切成块，与薏米煎汤，用糖调味。以汤代茶饮。本汤可利水散结。

3.杜仲猪腰治前列腺增生症

杜仲12克，猪腰1只，葱白3根。先把杜仲加水煎成汤汁备用，猪腰去筋膜，切片，加入葱白和适量水，一起煨制，待猪腰熟时，兑入杜仲汁，加食盐调味，饮汤吃猪腰。用于治疗前列腺增生症。

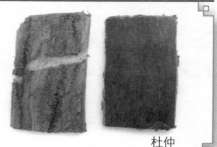

杜仲

4.棕榈根治前列腺增生症所致的尿潴留

棕榈根（鲜品）100克，水煎，加红糖适量口服，每天1次。治疗前列腺肥大所致的尿潴留。（《浙江中医杂志》）

5.羊脊骨羹治前列腺增生症

羊脊骨1具，肉苁蓉50克，荜茇10克。将羊脊骨槌碎，肉苁蓉洗净切片，与荜茇共煮，去渣取汁，加葱、姜、料酒、盐等调味，勾芡成羹。早晚分次食用。

6.黄酒糯米粉治前列腺增生症

糯米粉、黄酒各适量。将糯米粉和成面团，按常法烙饼。晚上临睡前食，用黄酒送服。用于前列腺肥大、尿频。（《偏方大全》）

7.肉桂穿山甲研末治前列腺增生症小便不利

肉桂40克，穿山甲（炒）60克，蜂蜜适量。将肉桂和穿山甲分别研成细粉和匀，用蜂蜜水冲。每次3~5克，一日2次。可温通行瘀散结，通利水道，治疗前列腺增生小便不利者。

8.柳树叶治前列腺增生症

鲜嫩柳树叶20～30克。开水冲泡，代茶饮。或洗净后咀嚼，将其汁咽下，吐其渣。主治前列腺增生症小便白浊。（《濒湖集简方》）

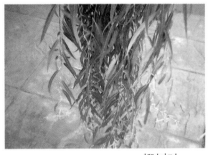

柳树叶

9.肉苁蓉汤食疗肾阳虚衰型前列腺增生症

猪膀胱1个，肉苁蓉30克，淫羊藿、葱白各15克。将猪膀胱切块；肉苁蓉、淫羊藿用纱布包好，一起放入砂锅内，加清水、葱，小火炖煮肉烂，食盐调味即可，喝汤食肉，经常服食。治疗前列腺增生肾阳虚衰，小便频数不畅或点滴而出，畏寒喜暖，面色苍白。

10.按摩治疗前列腺增生症

按揉肺俞穴，摩中脘穴，揉关元穴，斜擦少腹。肺俞穴在背部脊柱旁2指，平行于第3脊突线上；中脘穴在腹正中线，脐上1手掌的位置；关元在腹正中线上，脐下4指宽的位置。

11.小麦通草粥治前列腺增生症

小麦250克，通草30克。将小麦去壳，通草研末，加水适量，煮制成粥。分3次服食。主治老年人前列腺增生湿热不去，肾气渐伤小便淋漓涩痛，身热，小腹胀满。（《益寿文摘》）

12.皂角刺治前列腺增生症

皂角刺、补骨脂等。将皂角刺烧存性，与补骨脂共研末。每次服9克，一日2次。可补肾消肿，治疗前列腺增生小便淋闭。（《圣济总录》）

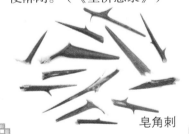

皂角刺

13.淡竹叶粥治湿热下注型前列腺增生症

淡竹叶30克，粳米50克，冰糖适量。将淡竹叶洗净，加水煎汤去渣，入粳米一起煮粥，加冰糖调味。每日早晚温热服用。治前列腺增生湿热下注，小便淋漓涩痛，口苦心烦。（《益寿文摘》）

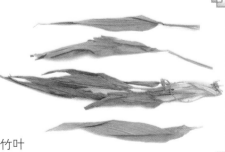

淡竹叶

11 种偏方治疗尿失禁

1.金樱子根煮鸡蛋治小儿遗尿

金樱子根15～30克，鸡蛋1个。同煮，去渣，连蛋带汤一起服用，每天1剂。可收敛固精缩尿，治疗小儿遗尿。（《湖南植物志》）

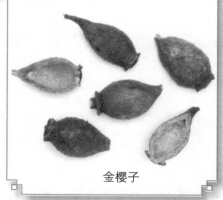

金樱子

2.盐炒补骨脂小茴香治尿失禁

盐炒补骨脂、盐炒小茴香等份。分别研细末，混合，用酒调糊为丸，如梧桐子大，每次服30～50粒。饭前温酒或盐水送服。可补肾散寒缩尿，治疗尿失禁小便无度。（《魏氏家藏方》）

3.菟丝子白茯苓石莲子治尿失禁

菟丝子150克，白茯苓90克，石莲子（去壳）60克。研末，白酒适量，同药末调糊为丸，如梧桐子大，每次服30粒，饭前盐水送服。可补虚养血，通利小便，治疗脾肾阳虚，小便频数，余淋不尽。（《太平惠民和剂局方》）

4.五味子猪肚汤治尿失禁

新鲜猪肚1个，五味子6克（布包），一同炖食。治疗尿失禁。

5.白芷治尿失禁

白芷20克。晚饭后水煎服。日服1剂。主治尿失禁。（《民间实效验方宝典》）

6.巴戟天丸治小便不禁

巴戟天、益智仁（二者酒浸泡煮透，晒干）、桑螵蛸、菟丝子各等份。共研末，酒煮糊为丸，如梧桐子大，每次服20丸，饭前用盐水送服。治疗肾虚小便不禁。（《奇效良方》）

7.山茱萸饮治尿失禁

山茱萸9克，五味子6克，益智仁6克。水煎服，一日1剂。主治小便失禁。（《中国秘方大全》）

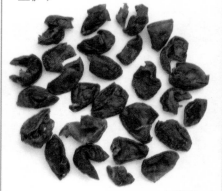

山茱萸

8.金樱子猪肚治尿失禁

金樱子15克，猪肚1具。将金樱子捣碎用纱布扎紧，与猪肚一起煮熟即可服食。可补益缩尿，治疗尿失禁。（《泉州本草》）

9.桑螵蛸益智仁煎剂治尿失禁

桑螵蛸、益智仁各45克。水煎2次，药液混合后早晚分2次服用，每日1剂。可补肾助阳，缩尿，治疗尿失禁。（《中药大辞典》）

10.雄鸡肠研末治遗尿不禁

雄鸡肠1具。放锅内炒黄，捣碎研末，饭前服3克，每日3次，面汤水送服。治疗遗尿不禁。（《太平圣惠方》）

11.益智仁乌药研末治尿失禁

益智仁、乌药等份。共研细末，酒适量煮沸调入山药末为糊，把前两味药加入为丸，如梧桐子大，每次服50粒，每日2次。可温肾祛寒，治疗下元虚冷，小便频数或小儿遗尿。（《妇人良方》）

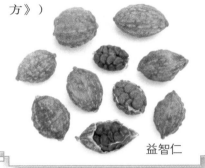

益智仁

11 种偏方治疗尿血

1.车前子治尿血

车前子适量。研为末，每次服6克，车前草15克煎汤送下，每日2次，每日1剂。主治小便黄赤，灼热，尿血鲜红，或伴尿道疼痛，治宜清热利尿，凉血止血。（《普济方》）

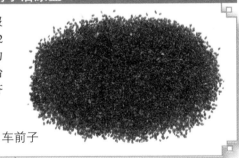

车前子

2.白茅根治尿血

白茅根50克，白糖25克。水煎白茅根，连煎2次，混合后分2次服，服用时加入白糖，每日1剂。可凉血止血，治疗下焦热盛尿血鲜红、尿频、尿急等。（《太平圣惠方》）

3.鲜大青叶治尿血

鲜大青叶30～60克，生地15克，冰糖15克。水煎2次，药液混合后加入冰糖，早晚分服，每日1剂。可清热利尿，凉血止血，治疗血热尿血症。（《泉州本草》）

4.槐花贯众治下焦热盛尿血

炒槐花、炒贯众等量。研成粉，每次服15克，用陈醋15毫升煎2～3沸，去渣温服。可凉血收敛止血，治疗尿血及崩漏出血。（《良朋汇集》）

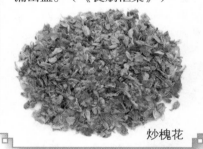

炒槐花

5.大蓟煎水治尿血

鲜大蓟30～60克。洗净捣烂，加水煎煮，分3次服用，每日1剂，饭前服下。可凉血止血，治疗尿血热痛。（《福建民间草药》）

6.地骨皮治尿血

新鲜地骨皮60克。洗净捣烂，以水煎浓汁，加酒少许，食前温服。主治阴虚尿血。（《中药大辞典》）

7.乌梅炭治尿血

乌梅烧灰存性，研末，醋糊小丸，每服40丸，黄酒送服。可敛血止血，主治尿血。（《本草纲目》）

8.血余炭治尿血

将自己的头发剪掉烧灰，用黄酒送服。主治房事过度尿血。（《常见病自疗精粹》）

9.韭菜生地治尿血

韭菜5千克，生地2.5千克。将韭菜捣烂纱布包裹取汁，生地切碎浸泡韭菜汁中，烈日下晒干。以生地黑烂、韭菜汁干为度。石臼中捣烂如膏状，为丸如弹子大，早晚各服2丸，白萝卜汤送下。可治疗尿血、吐血、衄血等症。（《方脉正宗》）

10.莲藕节加冬瓜治尿血

莲藕节500克（切成片），冬瓜1000克（取其皮切成片）。水煎代茶饮。莲藕节可凉血止血，冬瓜可利尿。治疗尿血。（《中国秘方大全》）

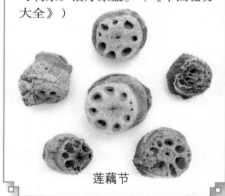

莲藕节

11.马齿苋酒治肾劳尿血

马齿苋1500克，黄酒1200克。将马齿苋捣烂，酒泡3天后用白布滤出即成，每日饭前饮酒10克。主治肾劳尿血。（《常见病自疗精粹》）

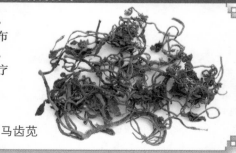

马齿苋

第五章

肝系疾病效验小偏方75首

14 种偏方治疗脂肪肝

1.山楂三七粥治疗气滞血瘀型脂肪肝

山楂(连核)30克，三七粉3克，粳米100克。将山楂切片备用。粳米入锅加水，先用大火煮沸，加山楂片，改用小火至粳米黏稠时调入三七粉即可。每日2次，早晚温服。可活血，滋肾养肝，化痰降脂，治疗气滞血瘀型脂肪肝。

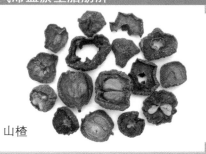

山楂

2.山楂荷叶茶治脂肪肝脘腹胀满

山楂15克，荷叶12克。将山楂去核，切碎，荷叶晒干，切丝。一同沸水冲泡，闷约20分钟即可。可化瘀消积，适用于脂肪肝肝区不适，脘腹胀满，恶心欲吐者。

3.赤小豆薏米粥治酒精性脂肪肝

赤小豆、薏米各50克。加水共熬成粥。可健脾利湿解毒，用于酒精性脂肪肝、酒精性肝炎。

4.黄豆花生汁防治酒精性脂肪肝

黄豆20克，花生25克。一起浸泡6个小时，膨胀后用榨汁机榨成汁，煮开，每天早上空腹喝，连续喝半年。适用于轻度酒精性脂肪肝患者。

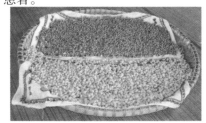

黄豆

5.佛手香橼汤治肝郁气滞型脂肪肝

佛手、香橼各6克，白糖少量。水煎取汁，入白糖少量。分2次服。每日1剂。可疏肝解郁、理气化痰，治疗肝郁气滞型脂肪肝。

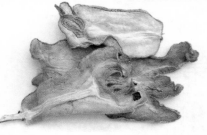

佛手

6.丹参陈皮膏治气滞血瘀型脂肪肝

丹参100克，陈皮30克，蜂蜜100毫升。将丹参、陈皮加水煎煮，去渣取浓汁，加蜂蜜收膏。每次服20毫升，每日2次。可活血化瘀、行气祛痰，治疗气滞血瘀型脂肪肝。

7.丹红黄豆汁治瘀血阻络型脂肪肝

丹参100克，红花50克，黄豆1000克，蜂蜜适量。将丹参、红花冷水浸泡1个小时，水煎2次，滤出药汁合并，备用。黄豆浸泡1小时后，入锅加水再加黄酒少许，煮熟，滤出豆汁。与药汁混合，入冰糖蒸2小时，冷却装瓶。每日2次，每次15毫升，饭后服用。可活血化瘀，疏肝健脾，治疗瘀血阻络型脂肪肝，胁肋胀痛或刺痛，痛有定处拒按，皮肤瘀斑。

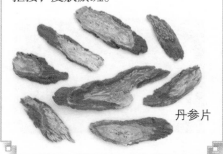

丹参片

8.山楂香菇粥治血瘀型脂肪肝

山楂15克，香菇10克，粳米50克，砂糖适量。将山楂、香菇加温水浸泡，水煎去渣，取浓汁，再加水适量与粳米煮成粥即可。食用时加入砂糖，早晚2次温热服食。可健脾消食，活血化瘀，降脂，治疗血瘀型脂肪肝、胁肋胀痛或刺痛。

9.金钱草砂仁鱼治脂肪肝

金钱草、车前草各60克，砂仁10克，鲤鱼1条，盐、姜各适量。将鲤鱼去鳞、鳃及内脏备用。三味药加水同煮去渣取药液，兑水与鲤鱼一同煮，鱼熟后加盐、姜调味即可。可清热除湿利尿，治疗脂肪肝。（《益寿文摘》）

10.枸圆膏治肝肾阴虚型脂肪肝

枸杞子、龙眼（桂圆）肉、何首乌各等量加水，小火多次煎煮，去渣取汁，继续煎熬浓缩成膏。每次10~20毫升，沸水冲服。可补益肝肾，养血安神，治疗肝肾阴虚型脂肪肝。

11.杞豉粥治肝肾亏虚型脂肪肝

枸杞子15克，豆豉汁少许，粳米100克，加水煮粥至熟。常食。可滋补肝肾，益胃消食，治疗肝肾亏虚型脂肪肝。

12.芹菜黄豆汤治脂肪肝

鲜芹菜100克（洗净切成小段），黄豆20克（用水泡涨）。锅内加水适量煮黄豆，黄豆煮熟后再加入芹菜煮片刻，出锅调味，吃豆、菜喝汤。每日1次，连服3个月。可作为脂肪肝的食疗方。（《杭州日报》）

13.山楂红花橘皮饮治脂肪肝

山楂50克，红花10克，橘皮12克。水煎2次，早晚分服，一日1剂。可理气消积化瘀，治疗脂肪肝。（《益寿文摘》）

14.玉米须茵陈汤治脂肪肝

玉米须100克，茵陈50克，山栀子25克，广郁金25克。水煎2次，去渣取液，药液混合，每日2次服用。可清利湿热，治疗黄疸型肝炎、脂肪肝。（《偏方大全》）

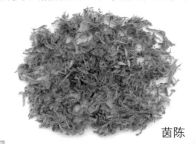

茵陈

23 种偏方治疗肝炎

1.山药桂圆炖甲鱼治慢性肝炎

山药片30克，桂圆肉20克，甲鱼1只(约重500克)。将甲鱼宰杀去内脏，连甲带肉加适量水，与山药片、桂圆肉清炖至熟，吃肉喝汤。可滋阴潜阳，清热散结，适用于肝硬化、慢性肝炎、肝脾肿大的患者。（《饮食疗法》）

山药

2.茯苓粳米粥治慢性肝炎脾胃虚弱者

茯苓粉30克，粳米100克，红枣20枚。先将红枣文火煮烂，连汤放入粳米粥内，加茯苓粉再煮沸即成。食用时加红糖，每日服2次。可健脾补中，利水渗湿，养心安神。适用于慢性肝炎脾胃虚弱、腹泻、烦躁失眠等症。（《本草纲目》）

3.红枣花生汤辅助治疗急慢性肝炎转氨酶较高者

红枣、花生仁、冰糖各50克。先将花生、红枣浸泡1小时，加水先煮花生仁，后下红枣、冰糖。每日睡前1剂，连续食饮1个月。对于急慢性肝炎和肝硬化血清转氨酶较高者有效。（《偏方大全》）

4.蒲公英粳米粥治传染性肝炎

蒲公英40～60克(鲜品60～90克)，粳米50～100克。取干蒲公英或鲜蒲公英(带根)洗净，切碎，煎取药汁，去渣，入粳米同煮为稀粥，以稀薄为好。每日2～3次温服。3～5天为1个疗程。可清热解毒，消肿散结，适用于传染性肝炎、胆囊炎等。(《中药大辞典》)

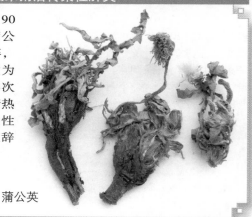

蒲公英

5.栀子仁粳米粥治黄疸型肝炎

栀子仁10克，粳米50～100克。将栀子仁碾成细末。粳米煮稀粥，待粥将成时，调入栀子末稍煮即成。每日2次。2～3天为1个疗程。可清热泻火，清利湿热适用于黄疸性肝炎、胆囊炎以及目赤肿痛、急性结膜炎等。不宜久服多食，平素大便泄泻的人忌用。(《养生食鉴》)

6.活泥鳅治传染性肝炎

活泥鳅，先把活泥鳅放清水中养1天，使其排净肠内废物，次日再把它放干燥箱内烘干或焙干，研末装瓶。每次10克，每日3次，温开水送服。10天为1个疗程，连服2～3个疗程。可温中益气，解毒，适用于传染性肝炎。(《中药大辞典》)

7.佛手败酱草治传染性肝炎

佛手20克，败酱草30克。水煎2次，滤出药液混合，每日3次分服，服时加白糖或葡萄糖。可清热疏肝，治疗传染性肝炎。药理研究败酱草能抗病毒，促进肝细胞再生。(《中国秘方大全》)

8.猪胆治急性传染性肝炎

猪胆1个。将猪胆汁烘干研粉，装胶囊，每次服2～3粒胶囊，一日3次。黄疸指数在40单位以上者，加服1次。可清热解毒退黄，治疗急性传染性肝炎。

9.威灵仙治急性黄疸型传染性肝炎

威灵仙适量。烘干研成细末，每日取9克与鸡蛋1个打匀，用菜油或麻油煎熟后食用。每天3次，连服3天。治疗急性黄疸型传染性肝炎。(《中药大辞典》)

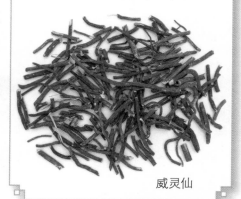

威灵仙

10.玉米须金钱茵陈汤治急性黄疸型肝炎

玉米须、金钱草、郁金、茵陈各30克，白糖适量。水煎2次，去渣取药液，药液混合，加白糖适量，每日3次温服，每日1剂。可利尿利胆，清热消炎，健胃，适用于急性黄疸型肝炎。（《中药大辞典》）

11.五味子红枣水治无黄疸型肝炎

五味子9克，红枣10枚（去核），冰糖适量。加入开水煎煮，去渣饮水。用于无黄疸型肝炎，转氨酶升高，胸胁隐痛，纳差。服本方谷丙转氨酶恢复正常后，如停药过早常引起反跳现象，因此谷丙转氨酶正常后仍宜服药2～4周。五味子药理研究证明能利胆，降低血清转氨酶，能促进肝糖原异生，加快肝糖原分解，对肝细胞有保护作用。（《常见病自疗精粹》）

12.杏桃栀桑糊外治慢性肝炎肝区疼痛

杏仁30克，生桃仁30克，生栀子15克，桑椹15克。以上共捣成糊状，用食醋少许调匀，外敷于肚脐处，一剂分3次外敷，2日更换1次。主治慢性肝炎，肝区疼痛。（《偏方奇效》）

13.郁金研末治传染性肝炎

郁金适量。研末，每次9克，水煎，每日3次服用，30天为1个疗程。可凉血疏肝解郁，治疗传染性肝炎肝区疼痛不适者。

14.酸枣汤治急慢性肝炎

酸枣50克，白糖适量。将酸枣加水500毫升，文火煎1小时，加白糖适量即可。随时饮，每日1剂。适用于急慢性肝炎、转氨酶高、心烦不安患者。（《本草纲目》）

15.大麦芽汤治肝炎后遗症

大麦芽50克，茵陈50克，橘皮25克。水煎2次，药液混合，每日早晚分服。每日1剂。可消食健胃理气，用治急慢性肝炎后遗症，如胸闷、胃脘痞胀、食欲不振等。（《偏方大全》）

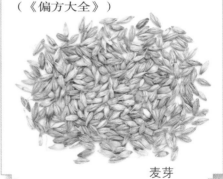

麦芽

16.鲜桑白皮治传染性肝炎

鲜桑白皮60克。水煎2次，药液混合，加白糖适量，早晚分2次服用，每日1剂。可治疗传染性肝炎。（《福建中医药》）

桑白皮

17.黄鳝治肝炎

黄鳝200克，蔗糖20克。将黄鳝去内脏、骨，切段，加入糖蒸熟食，每日1次。主治肝炎，肝肿大，肝区疼痛。（《常见病自疗精粹》）

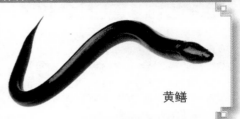

黄鳝

18.白花蛇舌草汤治急性病毒性肝炎

白花蛇舌草30克，金钱草20克，益母草10克。加水600毫升，浓煎去渣取汁300毫升，加糖适量，每次服100毫升，每日3次，连服2个星期。儿童剂量减半。可清热解毒利尿，适用于急性病毒性肝炎，见黄疸、乏力、纳呆、厌油等。（《浙江中医杂志》）

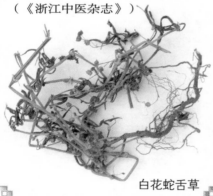

白花蛇舌草

19.九仙草治肝炎

九仙草10克，鸡蛋1个，白糖适量。将九仙草研末，鸡蛋打匀，加入白糖及九仙草，蒸熟食用。每天1次，连服1个月。可治疗肝炎，小儿肺炎，血小板减少性紫癜。（《云南中草药》）

20.灵芝甘草治迁延性肝炎

灵芝6克，甘草3克，水煎服，一日1次。适用于迁延性肝炎。灵芝能促进肝细胞修复，且能提高机体的抗病能力。

21.珍珠草汤治传染性肝炎

珍珠草30~60克。水煎2次，去渣取药液混合，日服2次。每日1剂。可清热利尿。用于传染性肝炎。（《中药大辞典》）

22.炸蚕蛹辅助治疗肝炎

蚕蛹适量。将蚕蛹洗净，用抹布擦去水分，锅烧热倒入植物油，炸蚕蛹变硬，捞出。稍留油底加热，炒葱、姜、蒜，倒入炸好的蚕蛹加盐少许即成。可补虚退热止渴，对于肝炎、糖尿病、高脂血症、脂肪肝等有辅助治疗之作用。据报道，蚕蛹具有一定的改善肝功能作用。

23.人参辅助治急性肝炎

人参15克，小火炖2小时以上，每日一剂，分2次服用。对于急性肝炎防止转变为慢性肝炎有积极地治疗意义。（《药学学报》）

9 种偏方治疗胆囊炎

1.蒲公英败酱草治胆囊炎

蒲公英、败酱草各50克。水煎2次，去渣混合药液，分2次服用，每日1剂，连服5~6天。可清热解毒利胆，适用于胆囊炎。

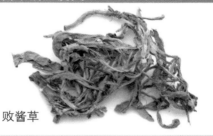

败酱草

2.利胆丸治胆囊炎胁肋疼痛

猪苦胆10个(连同胆汁)，绿豆250克，甘草50克。将绿豆分别装于苦胆中，用线缝紧，洗净苦胆外污物，放入锅内蒸约2小时，取出捣烂，再用甘草煎汁混合为丸如弹子大（约10克），烤干备用。每日早、中、晚各服1丸，10天为1个疗程。治胆囊炎胁肋疼痛。

3. 玉米须炖蚌肉辅助治疗慢性胆囊炎

玉米须50克，蚌肉200克。将玉米须和蚌肉同放砂锅内，加水适量，文火煮至烂熟。隔日服1次。可清热利尿，用于慢性胆囊炎的食疗。（《单方验方》）

4.金钱银花炖瘦肉治胆囊炎

金钱草80克(鲜者200克)，金银花60克(鲜品150克)，猪瘦肉600克，黄酒20克。将金钱草与金银花用纱布包好，同猪肉加水浸没，武火烧开加黄酒，文火炖2小时，取出药包。饮汤食肉，每次1小碗，日服2次。过夜煮沸，3日内服完。可清热利胆，治疗胆囊炎。

5.丹参郁金蜜治慢性胆囊炎

丹参500克，郁金250克，茵陈100克，蜂蜜1000克，黄酒适量。将丹参、郁金、茵陈入锅，冷水浸2小时，中火烧开，加黄酒1匙，文火煎1小时，煎至药汁1大碗，滤出；再加水煎1次，煎至药汁大半碗，滤出，将2次药汁混合，同入盆加盖，旺火隔水蒸2小时，出锅放温调入蜂蜜，搅匀，冷却装瓶。每服1~2匙，饭后温开水冲服，日服2次，3个月为1个疗程。可清热凉血，疏肝利胆，治疗慢性胆囊炎肝区疼痛，大便燥结者。

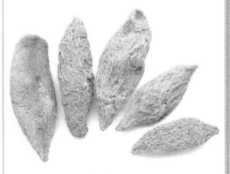

郁金

6.乌梅虎杖蜜治慢性胆囊炎右上腹疼痛

乌梅250克，虎杖500克，蜂蜜1000克。将乌梅、虎杖洗净，水浸1小时，入瓦罐，加水适量，文火慢煎1小时，滤出头汁500毫升，加水再煎，滤出二汁300毫升；将药汁混合入锅中，调入蜂蜜，文火煮5分钟即可，冷却装瓶。每服1汤匙，饭后温开水冲服，日服2次，3个月为1个疗程。适用于慢性胆囊炎右上腹疼痛。

7.玉米须治慢性胆囊炎

干玉米须50克。煎汤代茶饮，经常饮用，可清热利胆，治疗慢性胆囊炎。玉米须能促进胆汁排泄，降低其黏度，减少其胆色素含量，因而可作为利胆药用于慢性胆囊炎。（《中药大辞典》）

8.黄连蒲公英郁金治慢性胆囊炎

黄连6克，蒲公英15克，郁金12克。水煎2次，药液混合，分服，每日1剂。可清热利胆，疏肝解郁，治疗慢性胆囊炎。（《单方验方》）

9.鲜芦根藿香治急性胆囊炎

鲜芦根30克，鲜藿香10克。水煎2次，去渣药液混合，每日3~4次服用，每日1剂。可化湿退黄，适用于急性胆囊炎后期湿热未尽者。

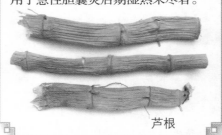

芦根

8 种偏方治疗胆结石

1.金钱草汤治胆结石

金钱草30克，鸡内金、海金沙、郁金各10克。水煎2次，药液混合，2次分服，每日1剂，10剂为1个程。可清热利胆，治疗胆结石。（《中药学》）

金钱草

2.赤小豆金钱草鲤鱼汤治疗胆结石

赤小豆120克，金钱草50克，鲤鱼1条（约500克），纱布包裹金钱草扎口，锅中加水放入药包、鱼和豆，一同煎煮至豆熟，去药包，吃鱼肉和豆，喝原汤，2日1次。可清热利尿，止痛化结石。治疗胆结石。（《民间实效验方宝典》）

3.金钱草海浮石瓦楞子治胆结石

金钱草30克，海浮石15克，瓦楞子15克。水煎2次，药液混合，分两次服，每日1剂。可清热利胆，治疗胆结石右上腹疼痛剧烈，放射至右肩胛处，恶心呕吐。（《经验效方四百八》）

4.丝瓜荔枝核煎剂治胆结石

丝瓜、炒萝卜籽、荔枝核、橘子皮各10克，水煎2次，药液混合，早晚分服，每日1剂。治疗胆结石右胁胀痛，时寒时热，有时腹胀而满。（《常见病自疗精粹》）

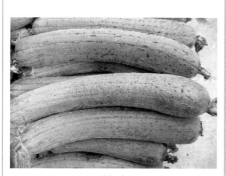

丝瓜

5.茵陈海金沙枳实煎剂治胆石症

茵陈30克，海金沙15克，枳实10克。水煎2次，去渣取药液混合，分服。每日1剂。可清热利尿，理气化痰。用于胆石症腹胀痛不适。

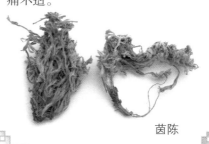

茵陈

6.金钱草鸡内金大黄治胆石症

金钱草30克，鸡内金12克，大黄6克。水煎2次，药液混合，分2次服，每日1剂。可清热利胆，用于胆石症。（《中药学》）

7.野葡萄藤煎治胆石症腹痛

野葡萄藤50克，海浮石30克，鸭内金6克。水煎2次，滤出药液混合，分服。一日1剂。可清热利尿，消食健胃，用于胆石症纳差腹痛。（《单方验方》）

8.吊南瓜蔓泡水治胆结石

吊南瓜蔓100克（鲜的加倍），洗净切碎，放入热水瓶中，用开水浸泡，当茶饮用。每天泡1热水瓶，每天1瓶，每天换药重泡，连服7天为1个疗程，连续服2个疗程。忌辣、酒，特别是肥猪油。

10 种偏方治疗胆道蛔虫症

1.花椒食醋治胆道蛔虫

花椒20粒，食醋100毫升，白糖少许。用醋煎煮花椒，去渣取药液，加入白糖，空腹一次服下，每日1剂。治胆道蛔虫病。(《解放军医学杂志》

花椒

2.苦楝根皮治胆道蛔虫症

鲜苦楝根皮（不去皮）120克。煎成100%煎剂，12岁以下每日1剂，分3次服用；12岁以上每日1剂，分2次服用。2～3剂为1个疗程。一般服药后2～3小时腹痛即减轻，即有蛔虫排出。本品可杀虫止痛，治疗胆道蛔虫。(《中药大辞典》)

3.乌梅煎剂治胆道蛔虫

乌梅30克。水煎2次，药液混合，空腹一次服下，每日1剂。连服2～3剂。可安蛔止痛，治疗胆道蛔虫。乌梅可收缩胆囊，促进胆汁排泄，助虫体排出。(《日月本草》)

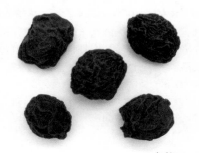

乌梅

4.贯众苦楝皮治胆道蛔虫

贯众、苦楝皮各75克。水煎2次，药液混合，空腹一次服下，连服2日。间隔1天，再服2剂。服药后一般1～4天可排出蛔虫。(《中药大辞典》)

5.使君子治胆道蛔虫症

使君子适量。将其略炒，按年龄每岁每次1～1.5粒，最多每天不超过20粒，空腹服用，每日1次，连服3天为1个疗程。使君子可驱虫消积，用于治疗胆道蛔虫。

6.花椒治蛔虫腹痛、烦闷吐蛔

花椒6克。煎水，频频饮之，每日1剂。痛止后应及时驱虫。可温胃止痛，用于蛔虫腹痛，手足厥逆，烦闷吐蛔。(《中药学》)

7.南瓜蒂治蛔虫性腹痛

南瓜蒂适量。研末用白开水送服，每次服6克，若1服痛止，则停后服；若不效，1小时后再服。南瓜蒂可降气驱蛔，主治蛔虫腹痛。(《四川中医》)

8.红藤煎剂治胆道蛔虫

红藤30克，黄酒120毫升。用黄酒煎红藤，煎至60毫升即可，成人每日服2剂，小儿减量。一般1~4日腹痛消失，可排出蛔虫。可清热化瘀止痛，治疗胆道蛔虫。（《中药大辞典》）

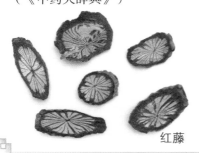

红藤

9.熊胆冰片治胆道蛔虫症胃痛者

熊胆5克，冰片1克。研末和匀装入胶囊，每粒0.3克。每次服2~3粒，每日2~3次。可清热杀虫，适用于胆道蛔虫症腹痛。（《外台秘要》）

10.椒目油治蛔虫阻塞肠腔

椒目6克，豆油150毫升。豆油烧开后，加入椒目，以椒目炸开为度，去椒目，放温喝油。分1~2次喝下。可通腑散结，驱蛔下虫，用于成虫较多扭结成团，阻塞肠腔，腹痛便秘者。（《中医儿科学》）

11 种偏方治疗肝癌

1.白花蛇舌草治肝癌

新鲜白花蛇舌草120克，洗净榨汁，约榨两次，弃渣留汁。盛以瓷碗，隔水炖20分钟。50岁以上的患者，用蜂蜜30克调入；50岁以下的患者，用食盐少许调入。温服。白花蛇舌草清热解毒，利湿通淋，有抗肿瘤作用。（《中国秘方大全》）

2.芍药汤治各种癌症

白芍12克，炙甘草6克，柏子仁克，瘦肉100克，盐少许。把以上各药同瘦肉置瓦煲，加清水煲约两小时即成，加盐调味。可养血柔肝止痛，健脾益气，可辅助治肝脏虚弱、胁间疼痛的各期肝癌。

3.乌龟双药汤治晚期肝癌伴疼痛不适

芡实15克，田七15克（捣碎），乌龟1只（约500克），瘦猪肉90克。将乌龟去内脏斩碎，瘦猪肉切细，合以上药物，加水适量，炖至烂熟，和盐调味即成。此汤适用于晚期肝癌伴疼痛不适者。（《肝癌民间秘方》）

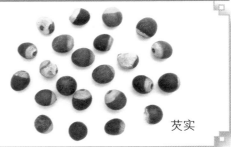

芡实

4.白术治肝癌

白术60～100克。水煎2次，早晚分服，每日1剂。脾虚湿阻者用焦白术。可补虚健脾，治疗肝癌纳差乏力，泄泻有痰饮者。(《安徽中医学院学报》)

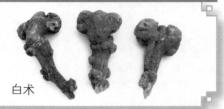

白术

5.青蒿治原发性肝癌

青蒿30克（鲜品60克）。水煎2次，药液混合，早晚分服，每日1剂。可清热凉肝，治疗肝癌胁痛。青蒿所含的青蒿琥酯有促进机体细胞的免疫作用，青蒿有抗肿瘤作用。(《实用临床医药杂志》)

6.白术双肉饮辅助治疗晚期肝癌

白术12克，兔肉250～300克，大田螺10～20个（取肉）。将田螺去泥洗净，沸水烫死取其肉，然后把螺肉、兔肉放锅中，加白术、清水适量文火炖两小时，和盐调味即成。可清热补虚，是治疗晚期肝癌合并腹水、黄疸的辅助食谱。

7.铁树叶红枣治肝癌

铁树叶240克，红枣10枚。在瓦罐内煮熟，吃枣饮汤。治疗肝癌。

8.雄黄白矾外贴治肝癌胁痛

雄黄30克，白矾30克。研末，用面粉调成糊，摊在纱布上，外贴肝区部位，用胶布固定，2天换1次药。可解毒止痛，治疗肝癌胁肋痞块。(《集玄方》)

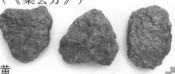

雄黄

9.凌霄花治原发性肝癌

凌霄花20克。水煎2次，药液混合，分2次服用，每日1剂，可活血逐瘀，治疗原发性肝癌。(《中药学》)

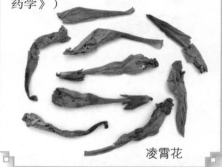

凌霄花

10.蟾酥治肝癌疼痛者

将活蟾蜍晒干后烤酥，研细末，和面粉糊做成黄豆大的小丸，（面粉与蟾蜍粉比例为1：3，成人每次3～5丸，每日2次，饭后开水送服。可破癥结，化毒止痛，治疗肝癌、膀胱癌、胃癌疼痛。(《中药大辞典》)

11.鲤鱼姜糖赤豆汤辅助治疗肝癌腹水

鲤鱼500克，赤小豆30克，姜、糖适量。将鲤鱼剖开去肠杂，留鳞洗净，放入油锅文火煎至双面微黄，同赤小豆一起置瓦煲加水煮熟，再入姜、糖略煲即成。可补虚利水，消肿解毒，本药膳对肝癌、黄疸、腹水有辅助效果。(《肝癌民间秘方》)

第六章

血液疾病效验小偏方55首

15 种偏方治疗贫血

1. 莲子龙眼粥治贫血

莲子15克，龙眼肉10克，糯米30克。将莲子、龙眼肉、糯米同煮为粥。温热食。每日2次。补心脾，益气血。适用于失血性贫血。（《本草纲目数据库》）

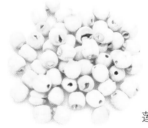

莲子

2.蒸黑木耳治贫血

黑木耳15克，大枣15个，冰糖10克。将黑木耳、大枣用温水泡发并洗净，放入小碗中，加水和冰糖。将碗放置锅中蒸约1小时。一次或分次食用，吃枣、木耳，饮汤。可和血养荣，滋补强身。治贫血面色苍白，口唇苍白，失眠。

3.薏苡大枣粥治贫血

糙糯米100克，薏苡仁50克，大枣8枚。煮粥，每日早晚食用治疗贫血脾虚纳差、失眠者。（《单方验方》）

4.菠菜鸡蛋汤治贫血

菠菜60克，羊肝100克，鸡蛋2个，姜丝、盐各适量。将菠菜切段，水煮，放入羊肝、姜丝、盐，打入鸡蛋卧熟。分2次服。可补虚损，理气血。经常食用可治疗贫血面色无华，心烦失眠。（《偏方大全》）

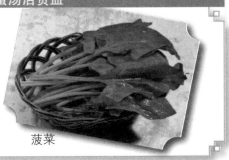

菠菜

5.荔枝干大枣治贫血

荔枝干,大枣各7枚。将荔枝干与大枣水煎。每日1剂,分2次服。可补气血。适用于失血性贫血口唇苍白。

6.黄芪母鸡汤治贫血

母鸡1只(重1000~1500克),黄芪15克,粳米100克。将母鸡煮熟取鸡汤,将黄芪煎煮去药渣,鸡汤与黄芪汁混合后入粳米100克煮粥。早晚趁热服食。可益气血,填精髓,补气升阳,固表止汗。适用于久病体虚、气血双亏、营养不良的贫血患者。感冒发热,外邪未尽者忌服。(《本草纲目数据库》)

7.山药花粉汤治贫血

山药、天花粉各30克。将山药、天花粉同煎汤。每日分2次服完。可补脾胃,生血。适用于再生障碍性贫血。(《本草纲目》)

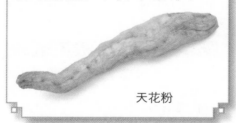

天花粉

8.鸡血藤鸡蛋治贫血

鸡血藤60~120克,鸡蛋2~4个。添水8碗,同煮,煎成大半碗水,每日1剂。长期服食。可补虚,治疗贫血头晕。

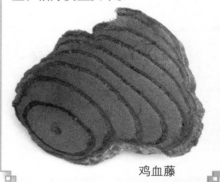

鸡血藤

9.猪骨头汤治贫血

猪骨头250克,枸杞子15克,黑豆30克,大枣30枚。加水炖至烂熟,调味服食。隔天1次,可长期服用。可益肾补血,治疗肝肾虚贫血头晕,耳鸣者。(《本草纲目数据库》)

10.仙鹤草薏苡仁汤治贫血

仙鹤草120克,薏苡仁30克,红枣10枚。水煎2次,混合后分上、下午服。每日1剂。治心脾两虚贫血纳差,乏力者。

11.白芍百合田七汤治贫血

白芍30克,百合200克,三七15克,共研为细末。每次服3克,每日2次。饭前用白糖开水送服,连服1个月。可补血养阴,治贫血口干、失眠。

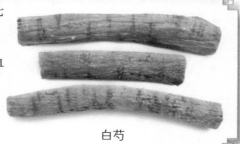

白芍

12.当归黄芪炖牛心治贫血乏力

牛心1具，当归15克，黄芪30克。水煎当归、黄芪去净药渣，与牛心同煮熟，吃牛心饮汤。可补气生血，治疗贫血乏力、四肢酸软。（《单方验方》）

13.党参黄芪肉桂汤治贫血

党参10克，炙黄芪15克，肉桂1.5克。水煎2次，混合后分上、下午服，每日1剂。具有补气助阳生血，治疗脾肾阳虚贫血，面色苍白，乏力泄泻，四肢不温者。（《中药学》）

14.枸杞子红枣治再生障碍性贫血

枸杞子10克，红枣10个，鸡蛋2个。共煮，药、蛋、汤一起服，每2天1剂。可益肾补虚，治疗再生障碍性贫血。

15.肉苁蓉芡实杜仲汤治贫血

肉苁蓉12克，杜仲9克，芡实12克。水煎2次，混合后分上、下午服，每日1剂。可补肾精，益肾健脾，治疗脾肾阳虚贫血，腰膝酸软无力，畏寒怕冷者。日本科学家从肉苁蓉中发现"养命因子"。

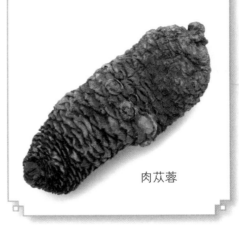

肉苁蓉

097

13 种偏方治疗紫癜

1.大枣甘草水治过敏性紫癜

大枣30克。水煎煮熟，一日分3次服食，饮汤吃枣，每日1剂。可补虚，治过敏性紫癜。（《中药大辞典》）

2.五根汤治小儿过敏性紫癜

白茅根25克，地榆根15克，板蓝根20克，茜草根20克，紫草根20克。水煎分2次服，每日1剂，连服3～6剂。可凉血清热消斑，治疗小儿过敏性紫癜，对早期皮下出血和后期瘀斑的吸收卓有成效。（《山东中医杂志》）

3.连翘治过敏性紫癜

连翘30克。水煎2次，药液混合，分2次服，每日1剂。可清热散结，治疗过敏性紫癜。（《实用内科学》）

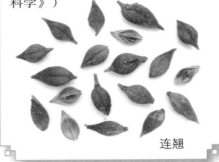

连翘

4. 水牛角煎剂治过敏性紫癜

水牛角15克，生地黄15克，赤芍12克，牡丹皮12克。水牛角先煎半小时以上，再下其他药物同煎，连煎2次，分服，每日1剂。可凉血活血，治疗过敏性紫癜，效果显著。（《湖北中医杂志》）

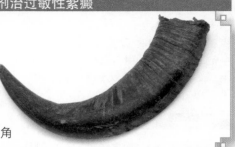

水牛角

5.黄芪炮姜党参仙鹤草汤治气不摄血型紫癜

黄芪15克，炮干姜6克，党参、仙鹤草各9克。水煎2次，混合后分上、下午服，每日1剂。可补气温中止血，治疗紫癜，兼乏力、气短。（《本草纲目数据库》）

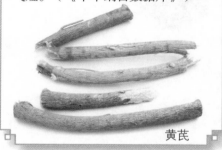

黄芪

6.防风乌梅汤治过敏性紫癜

防风15克，乌梅9克，生甘草9克，大枣15克。水煎2次，药液混合，分2次服用。可祛风解毒，治疗过敏性紫癜。（《中国社区医师》）

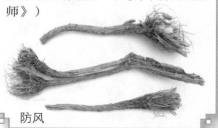

防风

7.红枣猪蹄治过敏性紫癜

猪蹄1只，红枣20个。加水共炖至极烂。每日1次，吃肉饮汤。可和血脉，润饥肤。用治紫癜、鼻衄、齿衄。（《偏方大全》）

8.大枣茵陈汤治小儿过敏性紫癜

大枣15克，茵陈15克。煎汤代茶饮。可补气血，祛湿邪，治小儿过敏性紫癜。（《千方治百病》）

9.银杏叶治过敏性紫癜

银杏叶30克。沸水冲泡，代茶饮用。可治疗过敏性紫癜（《山东医药》）

10. 生地赤芍银花饮

生地黄25克，金银花30克，赤芍10克，蜂蜜适量。将上3味加水煎取汁，加蜂蜜调味。分2～3次饮服。可清热解毒，凉血消斑。适用于过敏性紫癜。

11.大枣藕节水治紫癜

大枣250克，藕节60克。先煮藕节，待汤稍稠时放入大枣，待大枣熟后收汤，去藕节渣，食用大枣。每日3次，每次5～8枚。以不再出现紫癜时停止食用。（《上海中医药》）

12.马苋玄参饮治过敏性紫癜

马齿苋30克，玄参15克，鲜藕100克。将鲜藕切片，同其余2味加水煎煮，取汁。每日1剂。可凉血解毒，适用于过敏性紫癜。

13.地榆汤治紫癜

地榆、太子参、怀牛膝各30克。水煎2次，混合后分上、下午服，每日1剂。可活血止血，治疗过敏性紫癜。（《老中医经验》）

15种偏方治疗白细胞减少症

1.蘑菇黑木耳治白细胞减少症

蘑菇9克，黑木耳10克。上述二味水发漂净，煎熬，加冰糖适量，一日2次食用。可益胃气，治疗白细胞减少症。（《浙江药用植物志》）

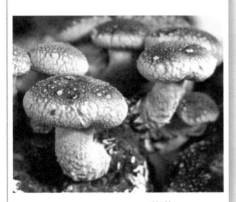

蘑菇

2.猪蹄花生仁大枣治疗白细胞减少症

猪蹄1只，花生仁50克，大枣10枚。共煮熟食用。可补气生血，治疗白细胞减少症，贫血，紫癜。（《偏方大全》）

3.阿胶糯米粥治白细胞减少症

阿胶15克，糯米50克，红糖少许。先用糯米煮粥，待粥将熟时，放入捣碎的阿胶，边煮边搅匀，稍煮二三沸加入红糖即可。此为1日量，分早、晚两次服食。适用于气血虚亏、头晕、乏力、白细胞减少、贫血诸症。（《医药学刊》）

4.桑椹红枣鸡蛋治白细胞减少症

桑椹子20克，红枣10枚，鸡蛋2个。先将桑椹子和红枣煎水去渣，再加入鸡蛋熟后服用。可补肝肾，治疗白细胞减少症。（《中医验方》）

5.仙人掌汤治白细胞减少症

仙人掌20克，枸杞子15克，车前草10克。水煎2次，一日1剂，分2次服。可清热凉肝，养阴，治疗白细胞减少症。（《单方验方》）

6.鹿茸酒治白细胞减少症

鹿茸内骨髓，用白酒浸渍，制成20%的鹿茸血酒。每次10毫升，每日3次，治疗白细胞减少症，血小板减少症。（《科技简讯》）

7.豆腐鸡蛋黑豆治白细胞减少症

豆腐150克，鸡蛋1只，黑豆30克，冰糖20克。将黑豆洗净加水煮，待豆将熟时捞起，然后和豆腐、鸡蛋一起煮汤，加冰糖，每日服1至2次。用于白细胞减少症。

8.五加皮治疗化疗所致白细胞减少症

五加皮30克。水煎2次，早晚服用，每日1剂。可补虚强健，治化疗所致白细胞减少症。（《中药学》）

9.乌梅羊肝治白细胞减少症

胡萝卜200克，乌梅10克，羊肝20克。水煎，喝汤，吃胡萝卜、羊肝，每日1次。可补肝肾，健脾，治疗白细胞减少。（《中医验方》）

10.紫河车治白细胞减少症

新鲜紫河车1个，去膜洗净，文火烘干，研末后装入空心胶囊，早晚饭前空腹吃3～5粒。能补气、养血、益精，用于白细胞减少症。（《家庭用药》）

11.枸杞银耳汤治白细胞减少症

枸杞子15克，银耳100克，冰糖30克。将银耳用水泡发，去杂洗净，撕成小块，与枸杞子、冰糖一同煎水饮用。每日1剂，2次分服。可滋阴润肺，养血生津，治疗白细胞减少症。

12.羊骨髓治白细胞减少症

生羊胫骨(即羊四肢的长骨)1～2根，敲碎，加红枣10～20个，糯米适量，同煮稀粥，每日2～3次分服，15天为1个疗程。可滋阴补髓，治疗白细胞减少症。（《中国社区医师》）

13.灵芝大枣粳米粥治白细胞减少症

灵芝6克，大枣8枚，粳米100克。将灵芝、大枣用温水浸泡1小时，洗净，与粳米一起煮粥服食。可补虚，用于白细胞减少和粒细胞减少症。

14.桂圆肉山楂红糖荷叶治白细胞减少症

桂圆肉30克，山楂15克，红糖30克，荷叶1片。将上四味一起加水煎煮，每日2次，喝汤吃桂圆肉。主治白细胞减少和粒细胞缺乏症。（《中医验方》）

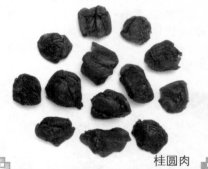

桂圆肉

15.补骨脂治疗白细胞减少症

补骨脂适量。微炒研末，炼蜜丸，每丸重6克。每次服1～3丸，盐开水送下，每日3次，4周为1个疗程。效果不明显可停药10天后再行第2个疗程。

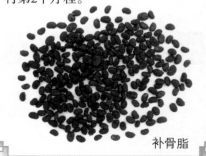

补骨脂

6 种偏方治疗白血病

1.猪肝莲子粥防治白血病

粳米50克，莲子20克(水泡)，熟猪肝(切成丁)30克，大枣10个。加水适量熬粥，早晚分服。有防治白血病的作用。

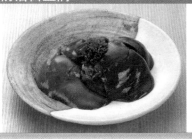

猪肝

2.百合地黄粳米粥治白血病阴虚血热者

干地黄50克，粳米25克，百合30克，蜂蜜适量。将百合洗净，干地黄加水浸泡30分钟，煎汁去渣；粳米洗净。将地黄汁、百合、粳米同放锅内，加水煮粥至熟，加蜂蜜调味服。适用于白血病属于阴虚血热者。

3.黄鱼白治白血病

黄鱼白（即黄花鱼肚里的白脬）适量。将黄鱼白焙干，研成细末。每服3克，每日3次。有降血糖、升高白细胞、止血之功，用于糖尿病、再生障碍性贫血、上消化道出血、血小板减少性紫癜、白细胞减少症、慢性放射性引起的白细胞下降等。（《海药本草》）

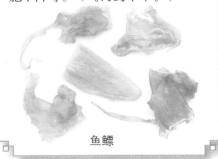

鱼鳔

4.蟾酥黄酒治白血病

蟾酥15只。剖去内脏，洗净加黄酒1500毫升，放入瓷罐中封闭，然后置入锅内加水，用火煮沸2小时，将药液过滤即得。成人每次服10～15毫升，每日2次，饭后服。儿童酌减。连续用药至症状缓解。其后维持治疗，服药15日，间歇15日，在治疗过程中不用其他抗白血病药，但需要配合抗感染、输血、补液等。可解毒止痛，治疗白血病。蟾蜍能升高白细胞，提高机体免疫力。

5.黄豆猪蹄银耳汤防治白血病

鲜猪蹄1只，黄豆25克，干银耳10克，食盐10克。先把猪蹄、黄豆煮熟后，再加入银耳文火同煮5～10分钟，连汤服用。本品既能增加病人的营养，又能增强肿瘤病人对放疗、化疗的耐受能力。（《中医脏器食疗学》）

6.鸡血藤治放射线引起的白血病

鸡血藤30克。水煎，每日1剂。长期服用，可补虚活血，治疗放射线引起的白血病。（《中药大辞典》）

6 种偏方治疗血友病

1.藕梨甘地汁治血友病

鲜藕1000克，鲜梨、甘蔗各500克，鲜生地250克。洗净后共捣烂取其汁。每次服50毫升，每日3次。主治血友病鼻出血、齿出血、咯血等症。（西安广济中医肿瘤研究院主任医师罗雪娥方）

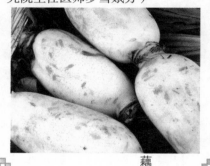

藕

2.翻白草治血友病

鲜翻白草60～90克。煎汤服，每日1剂。同时将鲜草捣烂，外敷出血处。（《江苏中草药新医疗法资料选编》）

3.花生米治疗血友病

花生米250克。炒熟。频频食用，连吃1周。用于血友病食疗。可养胃健脾止血，治疗血友病出血有良效。（《单方验方》）

4.虫草肉丝汤治血友病

冬虫夏草3克，瘦猪肉50克，食盐少许。煮2小时食之。经常食用，可辅助治疗血友病。

5.核桃猪蹄冻治血友病气虚出血

核桃20个，花生100克，山药100克，猪蹄4只，食盐少许，加水3000毫升，煮烂去油，冷却后食之。可补气养血，用于血友病气虚出血。

6.海参藕食疗治血友病

海参30克，鲜藕60克，盐、味精少许。先将海参洗净泡开切条，鲜藕切条，油烧热翻炒，加盐，味精调味即可。

第七章

内分泌疾病效验小偏方58首

34 种偏方治疗糖尿病

1.白扁豆天花粉丸治糖尿病口渴

白扁豆、天花粉各100克，蜂蜜适量。将白扁豆浸泡去皮，晒干研末，天花粉研末，炼蜜加入药末搅拌为丸，如梧桐子大，每次20～30丸，再以天花粉15克煎汁送服，每天2次。可清热健脾止渴，治疗糖尿病口渴引饮。（《仁存堂经验方》）

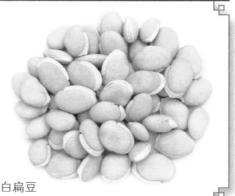

白扁豆

2.葛根粉粥治糖尿病口渴

葛根粉30克，大米60克。加水2碗煮粥，粥将成时加葛根粉，调匀成糊，分2餐食用。葛根有解热、降血脂、降低血压、降低血糖的作用。适用于糖尿病口渴。

3.山稔根炖猪肉治糖尿病

山稔根30～60克，猪瘦肉60克。将猪肉切块，先煎山稔根30分钟，去药渣，滤出药液，再加水同猪肉文火炖烂，食肉饮汤，隔天1剂。治疗糖尿病。（《泉州本草》）

4.花粉煎剂治糖尿病口渴

天花粉30克，芦根15克，知母15克，葛根15克。将药物入锅中浸泡10小时，水煎，滤出药液，再加水煎1次，药液混合，早晚分2次服，每日1剂。可清热生津止渴，用治糖尿病口渴、尿浊症。（《中药学》）

5.玉竹粥辅助治糖尿病阴虚烦渴

玉竹15～20克（鲜品用30～60克），粳米100克，冰糖少许。玉竹煎汤去渣，入粳米，加水适量煮为稀粥，粥成后放入冰糖。每日2次，7天为1个疗程。可滋阴润肺，生津止渴，适用于糖尿病烦渴口干舌燥、阴虚低热不退的辅助食疗。（《粥谱》）

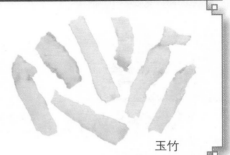

玉竹

6.山药炖猪肚治糖尿病多尿口渴

猪肚1个，山药各适量。将猪肚洗净切条煮熟，再入山药同炖至烂。稍加盐调味，空腹食用，每日1次。可滋养肺肾。适用于消渴多尿口渴。（《本草纲目》）

7.番薯叶冬瓜煎剂辅助治疗糖尿病

鲜番薯叶150克，冬瓜100克。加水共煎服，分2次饮用，每天1剂。可辅助治疗糖尿病。

8.黑木耳扁豆粉辅助治疗糖尿病

黑木耳、扁豆各等份。晒干，共研成末，每次服9克，一天2次，白水送服。可降血糖，为糖尿病病人食疗方。（《偏方大全》）

9.花生地下根茎辅助治糖尿病

秋天花生收获后的地下根茎，除去泥土杂质，洗净，新鲜或晒干备用。用鲜品５０～100克或干品25～50克，加水煎服，每日１剂。10天为1个疗程，隔７天后再服第２个疗程。如果病情严重可每天2剂，不分疗程连续服用。可辅助治疗糖尿病。（《方药荟萃》）

10.人参治疗糖尿病口渴

人参15克。小火炖2小时，滤出药液，每天分2次，空腹时服用。可补气生津，治疗糖尿病虚弱口渴，某些病人服用人参后可减少胰岛素的用量。（《中药大辞典》）

11.鲜苦瓜炒菜治糖尿病

鲜苦瓜150克。将苦瓜剖开去瓤，切片，加油盐炒熟，作菜食用，亦可煎煮，代茶饮，每日1次。能清热利湿，用治糖尿病。（《泉州本草》）

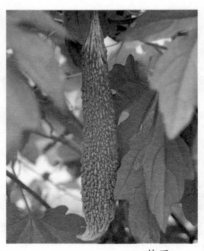

苦瓜

12.桃胶煎水治糖尿病口渴

桃胶30～60克，盐少许。将桃胶用温水洗净，放小锅内煎煮，加盐少许。可和血益气，治疗糖尿病口渴。（《草药验方交流集》）

13.玉米须辅助治糖尿病

玉米须30克，瘦猪肉250克。水适量共煮熟，食肉喝汤。隔日一次，辅助治疗糖尿病。（《浙江民间草药》）

14.生地黄粥治阴虚热盛型糖尿病

鲜生地150克，粳米50克。鲜地黄洗净捣烂，用纱布挤汁。粳米加水500毫升，煮成稠粥后，将生地黄汁加入，文火再煮一沸，即可食用，每日一至二次。可清热凉血，养阴生津。治阴虚热盛型糖尿病烦渴多饮，多食易饥，尿频量多，大便干结等。（《中药学》）

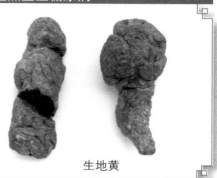

生地黄

15.黄芪煎剂治糖尿病口渴

黄芪45克，茯神30克，天花粉30克，干地黄20克。将药物浸泡1小时，加水煎煮，连煎2次，药液混合，一日分3次服用，每天1剂。治疗糖尿病口渴较甚者。（《千金方》）

16.山药知母煎剂治糖尿病口渴

山药30克，生黄芪15克，知母15克，五味子10克。水煎2次，混合后分上、下午服，每日1剂。可润燥生津，用于糖尿病肺热津伤，口渴多饮、咽干舌燥者。（《医学衷中参西录》）

17.山药粉粥治气阴两虚型糖尿病

生山药60克，粳米60克。粳米、山药一同加水如常法煮粥，作早晚餐食用。可润肺健脾，益气固精。治疗气阴两虚型糖尿病神疲乏力，口干咽干，泄泻或兼见心悸自汗，眩晕耳鸣等。（《中药大辞典》）

18.狗狗秧煎水治糖尿病

狗狗秧（打碗花）30克。水煎服，每日1剂，治疗糖尿病。（《中草药手册》）

19. 小麦麸蒸食治糖尿病

小麦麸60%，玉米粉40%，加鸡蛋2个，食用油、蔬菜适量（切碎）。拌匀蒸熟食用，经常食用，可改善全身症状，增加体重，治疗糖尿病。（《浙江医药》）

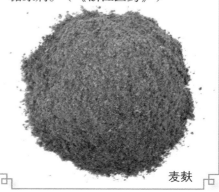

麦麸

20.地骨皮粥治糖尿病多饮身体消瘦者

地骨皮30克，桑白皮15克，麦冬15克，面粉100克。先煎三味药，去渣取汁，再与面粉共煮为稀粥。渴即食之，不拘时。可清肺，生津止渴。适用于糖尿病口渴，肺病有热咳嗽，身体消瘦等。（《食医心镜》）

21.天花粉粥辅助治糖尿病

天花粉30克，粳米100克。先煎天花粉，去渣，取汁，再入米煮作粥。任意食用。可清肺止渴，生津。适用于糖尿病及肺胃有热者。（《千金方》）

22.竹笋米粥辅助治糖尿病泄泻

鲜竹笋1个，粳米100克。将鲜竹笋脱皮切片，与粳米同煮成粥。每日服2次。可清肺除热，兼能利湿。适用于糖尿病及久泻、久痢、脱肛等症。（《糖尿病偏方》）

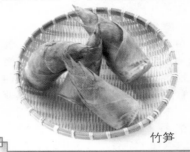

竹笋

23.桑白皮枸杞子煎剂治糖尿病

桑白皮12克，枸杞子15克。水煎2次，药液混合，分2次服用，每日1剂。可清肺润肺止渴，治疗糖尿病口渴。（《上海常用中草药》）

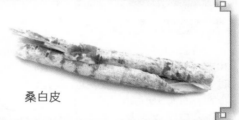

桑白皮

24.枸杞兔肉汤辅助治肾虚精亏型糖尿病

枸杞子30克，兔肉250克。文火炖熟，食盐调味，食肉喝汤，隔日1剂。辅助治疗糖尿病肾虚精亏，腰痛、头晕眼花。

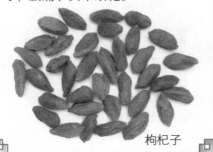

枸杞子

25.茯苓黄连丸治疗糖尿病

白茯苓500克，黄连500克。共为细末，天花粉适量熬为糊，放入药末做成丸，如梧桐子大，每次温水送服50粒。适用于糖尿病消渴，上盛下虚，心火亢盛，肾水不足口渴者。（《德生堂经验方》）

26.绿豆南瓜粥辅助治糖尿病胃燥阴伤

绿豆120克，南瓜250克（切块）。加水适量，煮熟，早晚1次，连服1个月。或每日单用南瓜250～500克，煮熟食。用于糖尿病胃燥阴伤证。（《本草纲目》）

27.枸杞子粳米粥辅助治肝肾阴虚型糖尿病

枸杞子15～20克，粳米50克，白糖适量。将枸杞子、粳米入砂锅内，加水500毫升，用文火烧至汤稠时，停火焖5分钟即成，加入白糖，每日早晚温服，可长期服用。具有滋补肝肾，益精明目作用。治疗糖尿病肝肾阴虚者，头晕目眩、视力减退、腰膝酸软。（《本草纲目》）

28.龙须草鹿茸草煎水治糖尿病

龙须草60克，鹿茸草30克。水煎2次，药液混合分2次服用，每日1剂。治疗糖尿病。（《浙江民间常用草药》）

29.石榴根煎水治糖尿病

石榴根15克。水煎内服，每日2次，每日1剂。治疗糖尿病、乳糜尿。（《中药大辞典》）

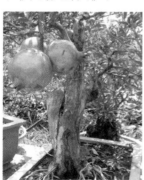

石榴根

30.茅莓根猪肚治糖尿病

茅莓根60～120克，猪肚1个。先煎茅莓根30分钟，去渣，药液同猪肚一起煮至肚烂。食肉饮汤，隔日1剂，治疗糖尿病。（《福建民间草药》）

31.菠菜根内金粥辅助治疗糖尿病

鲜菠菜根250克，鸡内金10克，大米适量。将菠菜根洗净，切碎，与鸡内金加水适量煎煮半小时，再加入大米，煮烂成粥。顿服，每日1次。可利五脏，止渴润肠。适用于糖尿病纳差者。

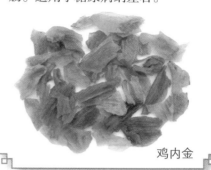

鸡内金

32.猪脊羹辅助治糖尿病

猪脊骨1具，红枣150克，莲子（去心）100克，木香3克，甘草10克。猪脊骨洗净剁块，木香、甘草用纱布包扎，然后与红枣、莲子同放锅中，加水适量，大火煮开后改小火炖煮3小时。分顿食用，以喝汤为主，并可吃肉、枣和莲子。可补阴益髓，清热生津。适用于糖尿病消瘦、失眠者。（《三因方》）

33.紫杉煎水治糖尿病

紫杉12～15克。水煎，日服2次。每天1剂。治疗糖尿病（如有恶心可减量，然后再慢慢增加剂量）。（《吉林中草药》）

34.盘龙参炖猪胰治糖尿病

盘龙参根30克，银杏30克，猪胰1个。先将银杏去壳，同盘龙参、猪胰加水，炖熟。每日1剂，分2次食用。（《福建民间草药》）

14 种偏方治疗甲状腺肿大、甲亢

1.五倍子外敷治甲状腺肿大

五倍子适量。炒黄研末，用米醋调成膏状敷于患处，每晚1次，7日为1个疗程。可消肿解毒。用于治疗甲状腺肿大。（《偏方大全》）

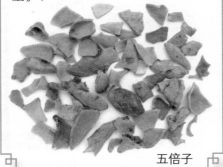

五倍子

2.夏枯草海蛤壳海藻牡蛎煎剂治甲状腺肿大

夏枯草18克，海蛤壳12克，海藻15克，牡蛎15克。水煎服，日服2次，每日1剂。1个月为1个疗程。可清热软坚散结，治疗甲状腺肿。（《山东中草药手册》）

3.夏枯草治疗甲状腺肿大

夏枯草30～60克。水煎2次，去渣滤出药液合并，再煎浓缩稠汁，分2次饭后服用，每日1剂。可清热散结，治疗甲状腺肿大。（《摄生众秘方》）

4.海藻浸酒治甲状腺肿大

海藻500克，白酒1000克。将药物浸泡酒中，数日后，饮酒。每日2次，每次15毫升。酒饮完后，药渣晒干研末，每次服6克，每日3次。酒尽如法再浸1剂。3个月为1个疗程。可软坚散结，治疗甲状腺肿大。（《肘后方》）

5. 未成熟青柿子治甲亢

未成熟青柿子1000克。洗净捣烂，用纱布绞汁，放锅内炼成黏稠状时，加入同量的蜂蜜，再炼10分钟，冷却备用。每日2次，每次1汤匙，用开水冲化后饮用。可清热消肿，治疗地方性甲状腺肿和甲状腺功能亢进症。（《单方验方》）

6.海藻昆布散治郁火痰凝型甲状腺肿大

昆布、海藻等份，蜂蜜适量。共研细末，将蜂蜜放锅中炼熟，加入药末，炼蜜丸，每丸重10克。每次服1丸，每日服2次，3个月为1个疗程。可软坚消痰，清肝散结。适用于甲状腺肿肝郁化火痰聚者。

另：海藻500克，清酒2斤。浸泡数日，常饮之。治瘰疬。

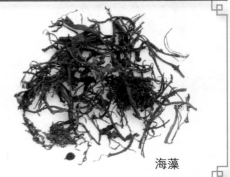

海藻

7.槟榔海藻昆布研末治甲状腺肿大

槟榔90克，海藻60克，昆布90克，蜂蜜适量。研为细末，将蜂蜜入锅中炼熟后，加入药末调和均匀，做成丸药，如弹子大，每次1丸，常含咽津，每天2～3丸。1个疗程40天，间歇20天，共3～4个疗程。用于气郁痰阻型甲状腺肿大。（《太平圣惠方》）

槟榔研末，吹耳中，治聤耳出脓。（《鲍氏小儿方》）

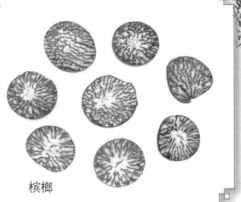

槟榔

8. 紫菜萝卜汤治甲状腺肿大

紫菜50克，萝卜500克，陈皮6克。水煎服，每日1剂，吃萝卜、紫菜，喝汤。可化痰软坚，治疗甲状腺肿大痰湿结聚者。《现代实用中药》

9.紫菜黄药子浸酒治甲状腺肿大

紫菜50～100克，黄药子30克，高粱酒500克。将药物同紫菜浸泡酒中，10天后饮用，每日2次，每次10毫升。可散结消瘿，治疗痰湿结聚颈部肿大，胸闷纳呆，或有恶心呕吐等。（《中华本草》）

10.黄药子海藻牡蛎煎剂 治甲状腺肿大

黄药子15克，海藻15克，昆布12克。水煎2次，去渣将药液混合，分2次服用，每日1剂。可软坚消瘿，治疗甲状腺肿大。（《证治准绳》）

11.柳叶煎水治地方性 甲状腺肿大

柳叶15～20克。水煎2次，分2次服用，每天1剂。可治疗地方性甲状腺肿大。（《新医药通讯》）

12.黄药子治甲状腺肿大

黄药子250克。加水1500毫升煎煮，滤出1200毫升，再加水1000毫升煎煮，滤出800毫升，2次滤液混合，加白酒400毫升，共2400毫升，每次服10毫升，一日2次，饭后服用。可凉血解毒消瘿，治疗甲状腺肿大血热痰聚者。（《中药大辞典》）

13. 丝瓜络夏枯草治甲亢胸闷胁痛

丝瓜络、夏枯草各30克，甘草10克。水煎2次，混合后分早、晚服，每日1剂。1个月为1个疗程，共需2～3个疗程。可清热疏肝，理气解郁。治疗甲亢肝郁气滞胸闷胁痛，烦躁，颈部肿大。（《本草纲目》）

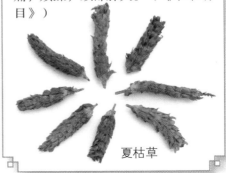

夏枯草

14.穿山龙浸膏治甲亢及甲状腺肿大

穿山龙2.5千克。水煎2次，滤出药液混合，再把药液倒入锅中，大火煮开后，改小火熬膏，直至药液稠厚即可。每次1小勺，温开水化开服用，每日2次。治疗甲状腺肿大及甲亢。（《中药大辞典》）

另：穿山龙30克。水煎服，每日1剂，治疗急性化脓性骨关节炎。

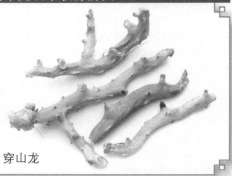

穿山龙

10 种偏方治疗骨质疏松症

1.猪骨海带汤防治骨质疏松症

猪骨头1000克，海带150克，姜、葱、胡椒粉、味精、盐适量。高压锅内加水2000毫升，将猪骨头连同海带一同入内，旺火烧开，小火炖烂，加调料出锅。常吃能有效防治骨质疏松。

2.黄芪虾皮汤防治骨质疏松

黄芪20克，虾皮50克。先将黄芪切片，加水适量，煎煮30分钟，去渣取汁，再加入虾皮煨炖10分钟，然后放入葱、姜、精盐等调味品即成。佐餐当汤服食，能补益脾肾，补充钙质，抗骨质疏松。

3.海参猪瘦肉汤防治骨质疏松

海参3条，猪瘦肉200克，虾米10克，鸡蛋2个，鸡汤500克，姜、葱、酒、糖盐、味精、麻油适量。将海参水发，去内脏洗净，切成两截，猪肉、虾米剁成泥加盐塞入海参腔内，鸡蛋摊成皮切丝。炒锅入油烧热爆姜、葱白至香味，下海参稍煎熟，入酒、糖、盐、蛋丝、鸡汤煮10分钟，再放葱花、味精，出锅浇上麻油。防治骨质疏松。

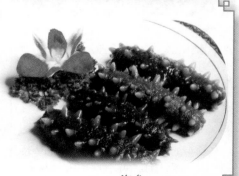

海参

4.萝卜海带排骨汤抗骨质疏松

排骨250克，白萝卜250克，水发海带50克，黄酒、姜、精盐、味精各适量。将排骨加水煮沸去掉浮沫，加上姜片、黄酒，小火炖熟。熟后加入海带丝、萝卜丝，再煮5～10分钟，调味煮沸即起。能补钙，抗骨质疏松。

5.芝麻核桃仁粉防治骨质疏松

黑芝麻250克，核桃仁250克，白砂糖50克。将黑芝麻拣去杂质，晒干，炒熟，核桃仁（去皮）晒干捣碎，加入白糖，拌匀后瓶装备用。每日2次，每次25克，温开水调服。能滋补肝肾，强壮筋骨，抗骨质疏松。（核桃仁去皮方法：将核桃放入开水中，片刻捞出，即可剥去外皮。）

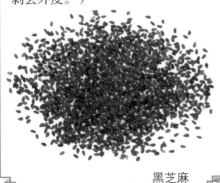

黑芝麻

6.健骨丸治疗原发骨质疏松

鹿茸、阿胶、狗脊、熟地神曲、黄柏，共研细末，蜂蜜调和为丸，如梧桐子大，每次6克，1日3次。可补肾益精填髓，强壮筋骨，治疗原发性骨质疏松症。（《江苏中医药杂志》）

7.黄豆核桃鸡汤防治骨质疏松

鸡750克，黄豆50克，核桃50克，葱白2根，生姜2片，黄酒、食盐、胡椒粉适量。将鸡洗净砍成块，黄豆提前泡发，除胡椒粉外均投入高压锅内，加水至2／3满，大火烧开后以小火炖1小时，出锅放少许胡椒粉。治疗骨质疏松有效。

8.茄虾饼抗骨质疏松

茄子250克，虾皮50克，面粉500克，鸡蛋两个，黄酒、生姜、麻油、精盐、白糖、味精各适量。将茄子切丝用盐渍15分钟后挤去水分，加入酒浸泡的虾皮，并加姜丝、盐、白糖，麻油和味精，拌和成馅。面粉加蛋液、水调成面浆。植物油六成热，舀入一勺面浆，转锅摊成饼，中间放馅，再盖上半勺面浆，两面煎黄。经常食用，能补钙，抗骨质疏松。

9.红糖芝麻糊辅助治疗 中老年缺钙

红糖、黑芝麻各25克，藕粉100克。先将黑芝麻炒熟后，再加藕粉，用沸水冲后再放入红糖搅匀即可食用，每日1次冲饮。能补钙，适用于中老年缺钙骨质疏松。（《骨质疏松与药膳》）

10.益髓胶囊防治骨质疏松

淫羊藿、杜仲各15克，紫河车、丹参、五加皮各30克。共研细末，装胶囊，每次3粒，每日3次。可补肾健骨，防治骨质疏松。（《中国实验方剂学杂志》）

第八章

肛肠疾病效验小偏方177首

28 种偏方治疗痔疮

1.无花果猪大肠水煎治痔疮

无花果30克，猪大肠1段，冰糖适量。将猪大肠洗净与无花果加水共煮，服用时加入冰糖。每日1次，连服3～5天可显效。可清热解毒，清肠消肿，治痔疮、脱肛、大便秘结，出血等。（《福建中草药》）

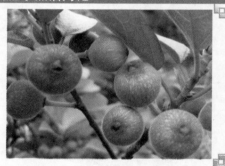

无花果

2.鲫鱼韭菜汤治内、外痔疮

鲫鱼1条（约200克），韭菜60克。将鲫鱼开膛去内脏洗净留鳞，把韭菜装入鱼腹，放盘内，加酱油、盐，蒸20分钟即成。食鱼肉饮汤，每日1次。可解毒散瘀，健脾利湿，治疗痔漏、内外痔疮。（《偏方大全》）

3.猪肉槐花汤治痔疮便血

瘦猪肉100克，槐花50克。加水共煮食，每日1次。可凉血止血，治痔疮、大肠热盛引起的便血。

4.南瓜子熏洗治内痔

南瓜子1000克煎煮。趁热熏肛门，每日最少2次。连熏数天。治内痔。熏药期间禁食鱼类发物。（《岭南草药志》）

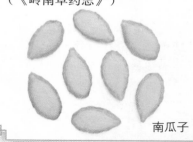

南瓜子

5.茄子末治内痔

茄子1个。切片晒干，烧成炭，研末。每次10克，每日3次，连服10天。可清热活血，消肿止痛，治疗内痔。（《本草纲目》）

另外：将茄子阴干，研细末，凡士林调，外敷，治疗痛疮疸。

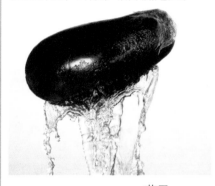

茄子

6.韭菜熏洗治痔疮

韭菜500克。将韭菜洗净切6厘米长段，加水煎煮10分钟，倒入盆内，用塑料布盖上，中间剪5厘米直径的圆孔，坐孔上，令气熏患处，待水温时，洗患处数次，每天2次。可散瘀解毒，治疗痔疮。（《袖珍方》）

7.鸡冠花防风汤治痔疮

鸡冠花、防风各15克。水煎2次，早晚分服，每日1剂，治痔疮出血。（《单方验方》）

8.鱼腥草内服外洗治痔疮

鱼腥草90克。加水300毫升，煎煮滤出药液，分3次内服。再加水500毫升煎煮后，倒入盆内，用蒸汽熏，再用纱布蘸药液洗患处。每天洗2次。用于嵌顿内痔、炎性外痔、肛门瘙痒等。（《浙江中医杂志》）

9.鲜鸡蛋治痔疮

取新鲜鸡蛋数只，煮熟，除去蛋白，将蛋黄放入锅内，用文火煎至焦黄出油即可，将浸透鸡蛋黄油的药棉每天睡前敷于患处，晨起取出。治疗痔疮。（《黑龙江中医药》）

10.蒲公英治痔疮

蒲公英50克，水煎内服，每天1剂。可消肿止痛。对内痔嵌顿、血栓外痔及炎性外痔，配合水煎熏洗。（《一味妙方》）

11.赤小豆浸酒治痔疮下血

赤小豆500克，白酒1000克。将赤小豆与白酒同煮豆熟，捞出晒干，再把赤小豆放入白酒中，直至酒尽。研末，每次6克，用酒送服，每日3次。可解毒利湿，活血消肿，治疗内痔出血。（《肘后方》）

12.黑木耳羹治内外痔

黑木耳30克。摘去污物，洗净，加水少许，文火煮成羹。服食。可凉血止血。用治内外痔疮。（《本草纲目》）

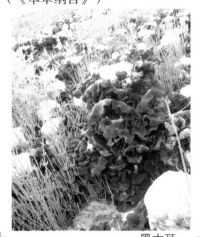

黑木耳

13.寒冰痔疮胶丸外用治痔疮

寒水石30克，冰片0.5克，熊胆0.5克，血竭1克，共研末，装胶囊。纳入直肠内，治疗痔疮。（《中国中西医结合外科杂志》）

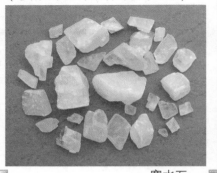

寒水石

14.无花果叶熏洗治外痔肿痛

无花果叶40～60克。水煎煮，倒入盆内。趁热熏洗痔疮痛处约半到1小时，每天熏洗1次。可消炎、散肿、止痛，治疗外痔肿痛。（《中药大辞典》）

15.丝瓜治痔疮

丝瓜适量。烧存性，研末，温酒送服6克，每日2次。治疗肛门久痔疼痛。（《本草纲目》）

16.葱白和须治痔疮

葱白和须5根。煎浓水，倒入盆中，坐浴，先熏后洗。治痔疮正发疼痛。（《必效方》）

17.委陵菜治痔疮

委陵菜60克。洗净捣烂，开水浸泡，趁热坐熏，每天1～2次。治疗痔疮。（《中草药手册》）

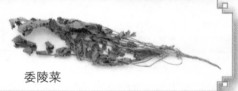

委陵菜

18.芒硝外洗治痔疮肿痛

芒硝40～50克。开水溶化，外洗痔疮局部，可清热消肿止痛，治疗痔疮肿痛。（《中药学》）

19.九头狮子草治痔疮

九头狮子草、槐树根、连翘根各60克，猪大肠1具。先煎煮药物，去渣取药液，兑水再将猪大肠一同煮熟，连吃5次。可清热解毒，治疗痔疮。（《贵阳民间草药》）

20.山茶花治痔疮出血

山茶花90克。晒干研末，每次开水冲服9克，代茶饮。治疗痔疮出血。（《本草纲目拾遗》）

21.香蕉炖服治痔疮大便秘结

带皮香蕉2枚，加水炖。连皮食，并饮汤。可润肠解毒，治疗痔疮出血、大便秘结。（《岭南药物录》）

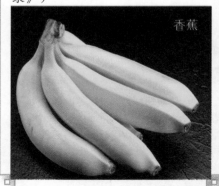

香蕉

22.仙人掌治痔疮出血

仙人掌60克，甘草18克，白酒500克。将药物浸泡酒中，7天后，饮用，每次10毫升，一天2次空腹服用。可清热解毒，活血。治疗痔疮出血。（《岭南采药录》）

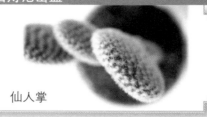

仙人掌

23.金针菜煎水治内痔出血

金针菜30克。用水2碗煎至1碗，入红糖30克。早饭前1小时温服，每日1次，连服3～4天。可消食利湿热，治疗内痔出血。（《中草药新医疗法资料选编》）

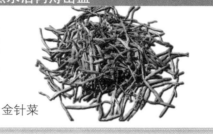

金针菜

24.槐角茶治痔疮出血

秋天槐角晒干后，冬天下雪时放入瓦罐内，加满雪后盖紧密封。来年夏天取出槐角晒干，反复浸晒，直至雪水浸干。用细沙炒至槐角焦黄研末，每天6～10克，沸水冲泡代茶饮用。可清热凉血止血，治疗痔疮出血。（《浙江中医杂志》）

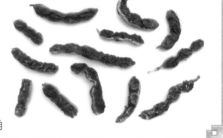

槐角

25.槐花地榆苍术甘草研末治痔疮出血

槐花60克，地榆、苍术各45克，甘草30克。炒黄，共研末，每天早晚饭前服6克。可凉血止血，收敛祛湿。治疗痔疮出血。（《中药大辞典》）

26.挖耳草外洗治痔核出血

挖耳草30～60克。水煎煮外洗患处，每日2次。治疗痔核破溃出血。

27.老鼠耳治外痔

老鼠耳鲜草头30克，猪尾巴1节。加水炖熟，去渣服用。每日1剂。（《中药大辞典》）

注：老鼠耳异名：狗脚刺、提云草、小桃花。（《岭南采药录》）

28.吕宋果治内痔外翻

吕宋果（异名：苦果），用醋磨汁，外搽患处，每天2～3次。治疗内痔。（《贵州中医验方》）

9 种偏方治疗肛裂

1.败酱草治肛周脓肿

败酱草60克或鲜品120克。水煎熏洗坐浴，或以鲜品洗净捣烂外敷，治疗肛裂、肛周脓肿、嵌顿痔、肛漏炎性期、痔出血、术后肛门水肿等肛肠疾患。（《四川中医》）

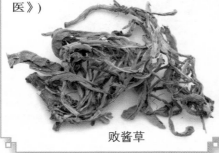

败酱草

2.芒硝苦参汤治肛裂

芒硝50克，苦参20克。水煎药液，倒入盆中坐浴，每天1次。治疗肛裂。（《单方验方》）

3.白及膏治肛裂

白及100克，石膏粉适量。将白及研末，用蒸馏水配成10%的液体，待溶解后加温，静置8小时，过滤，成黄白色胶浆，每100毫升胶浆加石膏粉100克，搅匀，高压消毒，变成白及膏。用药前温水洗净局部，药膏涂抹患处。每日1～2次。可治疗肛裂。（《中药大辞典》）

4.露蜂房甘油治肛裂

露蜂房1枚，甘油适量。将露蜂房炙成黄赤色，研末，每次3克，用甘油调匀，涂抹患处。可治疗肛裂。（《补缺肘后方》）

5.白及雄黄外治肛裂

白及60克，雄黄10克，冰片10克。混合研成细粉，再加入适量酒精，调匀，涂在患处，一日数次。治肛裂及带状疱疹。

6.旱莲草番泻叶汤治肛裂

旱莲草30克，番泻叶20克，生地10克。水煎2次，药液混合，早晚内服，每日1剂。治疗肛裂。（《单方验方》）

7.大葱花椒治肛裂

带须大葱7根，花椒50克。加水500毫升，煎煮后，倒入盆中，不烫时坐浴10分钟。治肛裂。（《必效方》）

8.阿胶栓治肛裂

阿胶15克。将阿胶切成花生仁大，置60～80℃热水中，浸泡1～2分钟，取出揉搓成片条状，约2厘米长，立即塞入肛内，肛外以塔形纱布及胶布封固。每天2次，5天为1个疗程。用于肛裂。（《四川中医》）

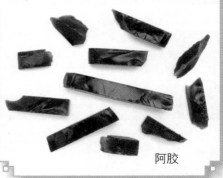

阿胶

9.地榆艾叶汤治肛裂

地榆、艾叶各30克，大黄6克（后下）。水煎内服，每日1剂，3～7天为1个疗程。可治肛裂、上消化道出血、慢性胃炎、慢性结肠炎、烫伤等。（《湖北中医杂志》）

艾叶30克，生姜15克。煎浓汁，服用。治便后下血。（《千金方》）

艾叶烧炭吹鼻，治鼻出血不止。（《太平圣惠方》）

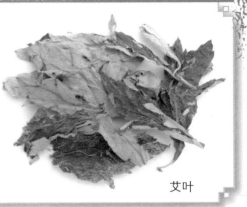

艾叶

14 种偏方治疗肛漏

1.金银花绿茶饮治肛漏

金银花5克，绿茶5克，开水冲泡，饮用。治疗肛漏早期，大便干结，小便赤、口干发热者。（《家庭食养食补食疗全书》）

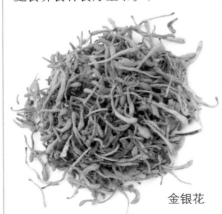

金银花

2.煅石膏冰片研末外用治痔瘘

煅石膏100克，冰片5克。共为细末，外敷患处，每日2次。可清热收敛，治疗痔瘘（忌内服）。（《中草药新医疗法资料选编》）

3.天名精天花粉治痔瘘

天名精15克，天花粉15克。水煎2次，合并药液，早晚分服，每日1剂。可清热解毒，治疗痔瘘。（《唐本草》）

4.绿豆薏仁米粥治肛漏

绿豆20克，薏苡仁20克，粳米50克，煮成粥，趁热食用。主治肛漏属实证，肛门肿痛，脓肿稠厚，大便干结者。（《大众药粥》）

5.松子米粥治肛漏

松子仁15克,粳米50克。先将粳米煮成粥,20分钟后再放入松子仁,然后再煮5分钟即可。趁热食用。治疗肛漏属虚证,大便不畅气短者。(《中国饮食保健学》)

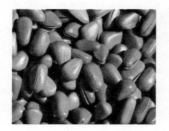

松子仁

6.冬瓜苦瓜饮治肛漏

冬瓜50克,苦瓜50克。将二者切成小块。煎煮,滤渣取汁,分次饮用。主治肛漏属实证,伴大便干结,小便短赤者。(《家庭食养食补食疗全书》)

7.蜈蚣研末治肛漏肿痛

茶叶、蜈蚣各适量。共炒香熟,研末。用甘草水洗疮口,将药末敷上。适应于痔瘘肿痛。(《单方验方》)

8.壁虎散治肛漏

壁虎捕捉后,取其尾巴置于瓦片上焙干,研末。使用时清洁创面,将粉末撒入肛漏管道内,至瘘管基底部,填满为止,创口以纱布包扎,一般2天换药1次。可散结止痛,消炎解毒,生肌收敛。治肛漏。(《四川中医》)

9.菊花蒲公英饮治肛漏

菊花10克,蒲公英20克。煎汤,去渣取汁,分次饮用。可清热解毒,治疗肛漏属实证,见有大便干、小便赤、发热、肛周红肿者。(《百病食疗方》)

10.蜂蜜核桃仁治肛漏

核桃仁50克,洗净,焙干,研成细末,加蜂蜜20克调和,分次食用。主治肛漏属虚证,肛门胀痛,脓稀,大便不畅,神乏气短者。(《家庭食养食补食疗全书》)

11.猪胆膏治肛漏

猪胆7个。取汁,小火熬成膏。用药前先用槐树根皮煎水洗净患处。每晚临睡觉前涂抹,用纱布粘贴。可清热解毒润燥,治疗肛漏。(《仁斋直指方》)

12.白蔹白及散治痔瘘

白蔹、白及各30克。共为细末,每晚洗净患处,药末撒敷,纱布覆盖固定,每天1次。可清热收敛生肌,治疗痔瘘疼痛。(《普济方》)

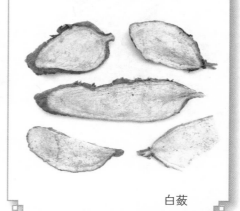

白蔹

13.丝瓜子治痔瘘

丝瓜子适量。炒焦研末，每次服6克，每日2次，米汤送服。亦可与麻油调匀，涂抹患处。治疗痔瘘。（《医林纂要》）

丝瓜子驱蛔虫。取黑色丝瓜子仁，于空腹时嚼食。每日30～50粒。

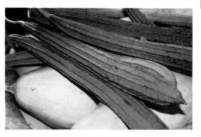

丝瓜

14.牡蛎肉麻仁饮治肛漏

牡蛎肉20克，麻仁10克。牡蛎洗净切成小块，将牡蛎肉与麻仁一同置锅中，加清水500毫升，加黄酒少许，炖30分钟，滤渣取药汁，分2次食用。主治肛漏属虚证者。

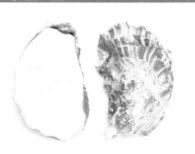

牡蛎

21 种偏方治疗疝气

1.八月札治疝气

八月札30克。水煎2次，合并药液，早晚2次服用，每日1剂。可疏肝理气止痛，治疗疝气。（《陕西中草药》）

2.丝瓜山楂核治疝气

丝瓜络18克，山楂核30克，大枣6个（去核焙干）。共研细末。每服6克，每日2次，黄酒送服。治疗小儿疝气。（《单方验方》）

3.三香汤治小肠疝气

八角茴香、小茴香各9克，乳香3克。水煎2次，去渣取药液，两次药液合并后，早晚服用，每日1剂。可散寒理气止痛，治疗小肠疝气。（《仁斋直指方》）

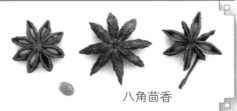

八角茴香

120

4.荔枝核陈皮硫黄治疝气肿痛

荔枝核49个，陈皮30克，硫黄12克。共为细末，盐水打面糊，倒入药末为丸，如绿豆大，痛时，饭前用温酒送服9丸。治疗疝气肿痛。（《坦仙皆效方》）

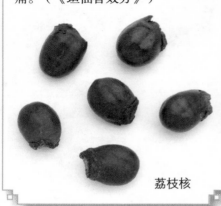

荔枝核

5.小茴香胡椒丸治小肠疝气

小茴香、胡椒各等份。共研细末，酒糊为丸，如梧桐子大，每次服50丸，饭前温酒送服，每日2次。治疗小肠气腹痛。（《三因方》）

6.向日葵根治小肠疝气

鲜向日葵根30克。水煎，加红糖，每日1剂。治小肠疝气之睾丸偏坠。（《草药手册》）

7.地肤子治疝气阴囊潮湿

地肤子适量。炒香，研末，每次3克，热酒送服，每天3次。可利小便，清湿热，治疗疝气下焦湿热，阴囊潮湿较重者。（《简便单方》）

8.荔枝核茴香治疝气痛

荔枝核、小茴香、橘核等份。炒焦，捣碎，研末。每服6克，以温酒送下。治小肠疝气致阴囊肿胀、偏坠、疼痛。（《中药学》）

9.川楝子小茴香煎剂治寒疝及小肠疝气

川楝子12克，木香9克，吴茱萸3克，小茴香6克。水煎2次，去渣取药液合并，早晚分服，每日1剂。可止痛疗疝，治疗寒疝及小肠疝气。（《医方集解》）

10.八角茴香小茴香猪膀胱治疝气偏坠

八角茴香、小茴香各30克，猪膀胱1具，白酒、盐适量。将药物用纱布包好，扎紧，然后锅中加水将猪膀胱煮沸去沫，加白酒适量，投入药包，一同煮熟，加盐少许即可，隔天1剂。可温中散寒，理气止痛。治疗疝气偏坠。（《卫生杂兴》）

11.丁香肉桂末外敷治脐疝

丁香4克，肉桂4克，五倍子8克，朴硝40克。共研细末，用时取5克，加适量醋调匀做成饼状，贴于脐部，用胶布固定，不使药物泄漏，上加棉垫，再覆盖纸夹板，用胶布或绷带固定，隔3天换药1次。主治婴儿脐疝。（《中医外治杂志》）

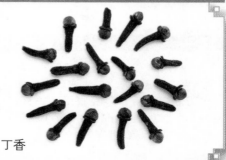

丁香

12.木通根猪瘦肉治疝气

三叶木通根60克，猪瘦肉250克。将猪肉洗净切块，备用。木通根水煎2次，去渣药液合并后再兑水，放入猪肉一同煮熟，吃肉饮汤，每天1次。治疗疝气疼痛。（《中药大辞典》）

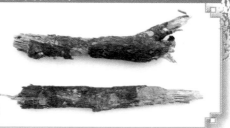

三叶木通

13.乌药升麻治小肠疝气

乌药30克，升麻24克。水煎2次，合并药液，分2次饭前空腹服下，每天1剂。可散寒行气止痛，治疗小肠疝气。

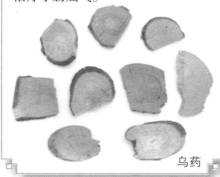

乌药

14.鲜天门冬煎水治疝气

鲜天门冬30克。水煎2次，合并药液，日服2次，白酒为引，每日1剂。治疗疝气。（《云南中草药》）

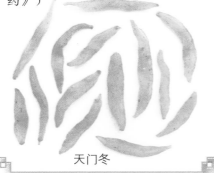

天门冬

15.荔枝核散治疝气疼痛

荔枝核45克，小茴香、青皮各30克。研末，每次3克，一天3次。可疏肝理气，行气散结，散寒止痛。治疗寒凝气滞之疝气痛、睾丸肿痛等。（《世医得效方》）

16.鲫鱼茴香治小肠疝气

鲫鱼1条，小茴香9克。将鲫鱼去除内脏洗净，茴香装入鱼腹内，煮熟食用，每日1次。治疗小肠疝气虚弱者。（《中药大辞典》）

17.天仙藤煎水治疝气疼痛

天仙藤30克，白酒150毫升。用酒煮天仙藤，煎至100毫升时停火。放温一次服下。每日1剂。可活血止痛，治疗疝气疼痛。（《孙天仁集效方》）

18.荔枝根治疝气

新鲜荔枝根60克。水煎2次，调入红糖，饭前服用。治疗疝气。（《福建中草药》）

19.炒三核外治疝气偏坠

炒荔枝核、炒龙眼核、炒小茴香各等份。共研细末，饭前服3克。用升麻3克，水、酒各半煎水送服，每天2次。治疗疝气偏坠，少腹疼痛。（《内经类编试效方》）

20.猪肉茴香丸治小儿疝气

瘦猪肉200克，小茴香15克研末。将肉剁成泥，入小茴香，抓匀，制成肉丸子，水煮熟。黄酒送服。可散寒止痛，治小儿疝气阴囊肿大。（《偏方大全》）

21.丹参治疝气疼痛

丹参60克。研细末，用热酒调服，每次6克。可活血止痛，治疗疝气疼痛，牵引少腹，汗出欲死。（《太平圣惠方》）

23 种偏方治疗泄泻

1.苓术散治脾虚泄泻

白术50克，茯苓40克，砂仁15克，共为细末。每日6克，枣汤送服。可补气健脾，祛湿和胃止泻，治疗脾胃虚弱夹湿泄泻、乏力。（《简明中医辞典》）

2.鲜车前草治湿热泄泻

鲜车前草120克。水煎2次，混合后分3次服，每日1剂。可清热渗湿止泻，治疗湿热泻痢。

3.茯苓南木香治五更泄泻

白茯苓30克，南木香15克。共为细末。每次6克，紫苏、木瓜汤调下。可健脾祛湿止泻，治疗五更泄泻。（《百一选方》）

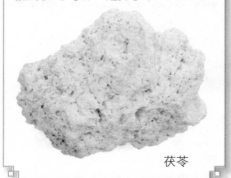

茯苓

4.山楂陈皮煎剂治伤食腹泻

炒山楂、炒麦芽、陈皮各15克。水煎2次，混合后分上、下午服，每日1剂。可消食导滞，治伤食腹泻，腹痛肠鸣，腹痛即泻，粪便臭如败卵，泻后痛减。（《本草纲目数据库》）

5.草蔻乌鸡治脾虚滑泄

乌鸡1只，豆蔻50克，草果2枚。将豆蔻及草果烧灰存性，纳入鸡腹内，扎紧煮熟。空腹食之。可温中补虚。适用于脾虚滑泄。（《偏方大全》）

6.莲薏粥治泄泻脾虚津亏

白莲肉30克，薏苡仁30克，粳米50克。将白莲肉泡去皮，与另两味加水煮粥。分数次温食。可健脾祛湿，治脾虚泄泻、口渴欲饮等。

7.白术芍药散治肝旺脾虚肠鸣腹泻

炒白术90克，炒白芍各60克，陈皮45克，防风30克。共为粗末，每次15克，水煎服。每日1～2次。可泻肝补脾，适应于肝旺脾虚肠鸣腹痛即泻。（《简明中医辞典》）

8.五味子吴茱萸末治虚泻不止

五味子60克，吴茱萸15克。两味共炒，研为细末，每次服用3～6克。陈米10克，煎汤，送服上药，每日2次。可温补止泻，治脾肾阳虚泄泻。（《单方验方》）

五味子30克。炒红研细末每次6克，以醋汤送服。治疗肾虚腰痛及带下。（《经验良方》）

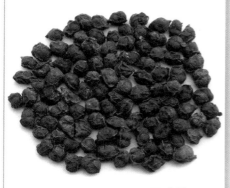

五味子

9.灶心土治泄泻

灶心土120克。烧红投入一碗开水中，取出土，澄清后，用水一次服下，每日2次。可温中止泻，治虚寒型泄泻。

10.猪苓豆蔻汤治泄泻无度

猪苓15克，肉豆蔻2枚，黄柏3克。共研细末，饭前服，每次6克，米汤送下。可利湿止泻，治疗泄泻不止。（《圣济总录》）

11.焦馒头治泄泻

馒头1个。置炉上用慢火烤至焦黄色，只吃馒头烤焦的外皮。早晚各1次。可健脾止泻，治疗脾虚泄泻乏力者。（《本草纲目数据库》）

12.炒黄石榴皮治消化不良泄泻

新石榴皮125克，玉米500克。共炒黄，研细末。每服9～15克，日服3次，小儿酌减。可收敛止泻，消化不良性腹泻。（《单方验方》）

13.芡实莲子治久泻

芡实15克，莲子（去心）12克，红枣5枚。水煎两次，早晚分服，每日1剂。可收敛止泻，适应脾虚久泻。

14. 曲术丸治暑泻

炒苍术、炒神曲等份。共为细末，面糊为丸，如梧桐子大。每次服30丸，一日3次，饭前米饮送服。（《太平惠民和剂局方》）

15.胡椒末治冷泻

胡椒30克，米饭适量。胡椒研末，每次1克，与饭团混合调匀，米汤送下，每日2次。可温中止泻，治疗脾胃受寒冷泻腹痛。（《卫生简易方》）

胡椒49粒，绿豆149粒。研末木瓜汤送服3克，每日2次。治霍乱吐泻。（《仁斋直指方》）

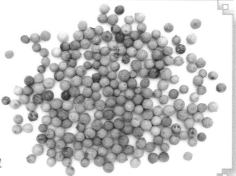

胡椒

16.猪肾汤治老人久泻

猪腰子2个，骨碎补20克，食盐等调味品适量。将猪腰子剔除白筋膜，切片，加水共煮至熟。将骨碎补捞出，下调味品。饮汤食猪腰子。隔日服用1次，约10次见效。可补肾强身止泻。治老年人肾虚不固、功能紊乱而引起的身体虚弱、腰酸背痛、时常腹泻且经久不愈。

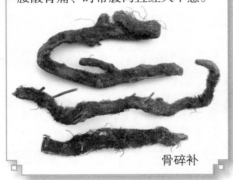

骨碎补

17.白术膏治泄泻不止

上好白术300克。入瓦锅内，水淹过2寸，大火烧开后，改小火煎至一半，去渣取药液，再煎一次方法同上，两次药液合并，再小火同煎熬膏，入器皿中一夜，倾倒出上面清水。每次2~3匙，蜜水调下。可补虚止泻，治脾虚久泻不止。（《千金良方》）

18.白术车前子治泄泻

白术、车前子等份。炒后共研细末。每次6~9克，每日2~3次，白汤送服。可补脾渗湿止泻，治疗清水泄泻。（《简便单方》）

19.大蒜头治腹泻不止

大蒜2头。烧灰存性，煮水服用。具有解毒，消炎作用，治腹痛腹泻不止。

20.榛子仁治脾虚泄泻、身倦无力

榛子仁、红枣各适量。将榛子仁炒焦黄，研细。每次1汤匙，每日早晚各1次，空腹以红枣汤送服。可补脾胃，益气力。治脾虚泄泻、身倦无力。（《偏方大全》）

21.山药白术治脾虚泄泻

焦白术6克，炒山药15克。水煎2次，混合，加红糖适量，一次服下。每日1~2剂。可补脾止泻，治疗脾虚泄泻纳差者。（《本草纲目数据库》）

22.川椒肉豆蔻汤治小儿湿冷泄泻

花椒6克，肉豆蔻3克。水煎2次，早晚分服，每日1剂。可温中燥湿止泻，可治小儿夏伤湿冷，泄泻不止。（《小儿卫生总微论方》）

23.莲子糯米粥健脾补虚治泄泻

莲子（去心）20克，怀山药25克，鸡内金15克，糯米50克，白糖适量。加水同煮30分钟作粥，熟后加白糖食用。可补脾消积，收敛止泻，治脾虚食积腹泻、食欲不振等。

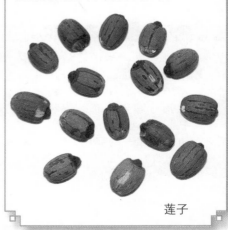

莲子

25 种偏方治疗痢疾

1.黑木耳治血痢

黑木耳30克。水煮3～5钟，捞出，用盐、醋调拌，食木耳，后服其汁。每日2次。治血痢日夜不止，腹痛，烦闷。（《太平圣惠方》）

2.苦参治湿热泻痢、腹痛

苦参（酒炒）10克。水煎分两次服，每日1剂。具有清热燥湿之功，治湿热泻痢、腹痛、里急后重。（《新编千家妙方》）

3.香连散治下痢脓血

黄连30克，木香6克。共为细末。每次服6克，一日3次，米汤送服。可解毒止痢，治疗胃肠虚弱，腹胀腹鸣，胸膈痞闷，下痢脓血，里急后重。（《太平惠民和剂局方》）

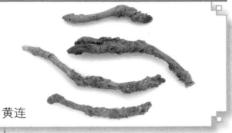

黄连

4.导气汤治血痢无度

芍药30克，当归15克，大黄、黄芩、黄连、木香各5克，槟榔3克。共为细末。每次9克，水煎去渣，温服，每日2次。可解毒止痢，治疗下痢脓血，里急后重，日夜无度。（《素问病机保命集》）

5.红白糖山楂水治赤白痢

红、白糖各30克，山楂60克。水煎，分4次，一日服完，小儿酌减。主治下痢赤白，腹中痛较轻者。（《祖传秘方大全》）

6.马齿苋粥治血痢

马齿苋60克，粳米100克。将马齿苋洗净后与粳米共煮粥，不放盐、醋，空腹食用。可清热止痢，治疗热痢血痢。民间有俗语："莫要小看马齿苋，治疗痢疾最灵验"。（《太平圣惠方》）

7.车前草汁治热痢

车前草叶适量。捣烂用纱布包裹取汁50毫升，煮沸，放温，加蜂蜜适量调服，可实大肠，利小便，止泻痢，治疗热痢热泻。

8.苦参炒焦治血痢

苦参60克。炒焦为末，做水丸如梧桐子大，每次服15丸，米汤送下。可解毒燥湿止痢，治疗血痢不止。（《仁存堂经验方》）

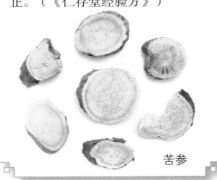

苦参

9.刺猬皮散治肠风下血

刺猬皮1枚（去皮，只用针，烧焦），木贼15克（炒黄）。共为细末，每次服6克，热酒调下，空腹食用。可凉血止痢，治疗肠风下血。（《杨氏家藏方》）

10.白头翁汤治热痢

白头翁6克，黄连、黄柏、秦皮各10克。水煎2次，早晚分服，每日1剂。可清热解毒止痢，治疗热痢里急后重。（《金匮要略》）

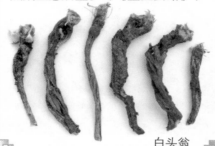

白头翁

11.苦瓜治痢疾

鲜苦瓜捣烂成汁，每次服10毫升，每日2～3次，开水冲服。可清热利湿，解毒止痢，治疗痢下脓血，肛门灼痛、下坠。（《本草纲目数据库》）

12.委陵菜木槿花煎汤治久痢不止

委陵菜、白木槿花各30克。水煎服，每日1剂。治疗久痢不止。（《中药大辞典》）

13.蜂房治细菌性痢疾

蜂房30克。焙干研末，每次3～6克，每日3次，温开水送服。4～7天为1个疗程。治疗细菌性痢疾。（《草医草药简便经验汇编》）

14.归芍莱菔汤治各型痢疾

酒当归30克，酒白芍30克，广木香9克，莱菔子9克，槟榔12克。水煎服，每日1剂。可理气活血，消积化滞。治疗各型痢疾见腹痛，腹泻，排脓血便，里急后重者。（《祖传秘方大全》）

15.白矾丸治休息痢久不止

白矾120克，硫黄60克，硝石30克。三药共研末，入容器内，火上熔成汁，放冷，研极细末，与软饭团揉成小豆大丸粒，每次10粒，饭前米汤送服。可收敛涩肠止痢，治疗休息痢久痢不止。（《太平圣惠方》）

16.白矾炒鸡蛋治痢疾

鸡蛋1个，白矾1克。将鸡蛋打破，放入白矾，搅拌，锅烧热放油，倒入鸡蛋液，炒熟既可食用，一次吃完。可收敛止泻，治疗久痢不愈。（《偏方大全》）

17.白矾胶囊治肠炎痢疾

白矾适量。研末，装胶囊（每个胶囊大约0.5克）。每次2粒，每日2次，温开水送服。可收敛止痢，治疗肠炎痢疾。（《中草药新医疗法资料选编》）

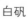

白矾

18.葛根芩连汤治湿热泻痢

葛根15克，黄芩、黄连各10克，甘草3克。水煎2次，早晚分服，每日1剂。可解表退热、燥湿止痢，治疗表证未解，邪热入里，身热，下利臭秽，肛门有灼热感，湿热泻痢，热重于湿者。（《伤寒论》）

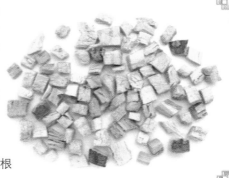

葛根

19.石榴皮煎剂治细菌性痢疾

取石榴皮制成50%煎剂，每次10~20毫升，每日3~4次，7天为1个疗程，可连服2周。可收敛止痢，治疗慢性细菌性痢疾。（《中药大辞典》）

20.柴胡黄芩煎汤治积热下痢

柴胡、黄芩各30克。半酒半水煎2次，混合后早晚空腹时服用，每日1剂。治疗积热下痢。（《济急仙方》）

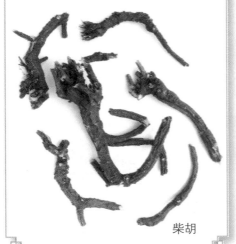

柴胡

21.大蒜治痢疾

大蒜10瓣。煮熟，捣烂，红糖适量拌匀，每日2次，连服3日。或用生大蒜数瓣，捣烂如泥，与1小杯醋拌匀服食；也可与面条拌食。可杀菌解毒（大蒜挥发油对痢疾杆菌有明显的抑杀作用），治痢疾肠炎。（《本草纲目数据库》）

22.虎杖红茶花煎剂治赤白痢

虎杖、红茶花、何首乌各9克，委陵菜6克。水煎2次混合药液，早晚分2次，服用时加红糖。可治疗赤白痢下。（《贵阳民间草药》）

23.鸡冠花酒煎治赤白下痢

鸡冠花15克，白酒20毫升。水酒各半，煎煮5分钟，可凉血止痢，治疗白痢。如果是红痢，用红酒煎煮即可。（《濒湖集简方》）

24.秦皮煎剂治小儿细菌性痢疾

秦皮6克。水煎2次，混合药液，分2次服用，每日1剂。可清热解毒，收涩止痢，治疗小儿细菌性痢疾50例，治愈率为80%。（《中药药理与应用》）

25.鬼针草煎汤治痢疾

鬼针草柔芽30～50克。水煎2次，早晚分服。白痢加红糖，红痢加白糖，连服3天。可清热解毒，散瘀消肿，治疗热毒痢疾。（《中药大辞典》）

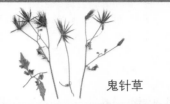

鬼针草

26 种偏方治疗便秘

1.生大黄治热秘

生大黄适量。每日6克，泡水代茶饮。适用于热结便秘。此方不宜长期服用，以防寒凉伤脾胃，导致继发便秘。

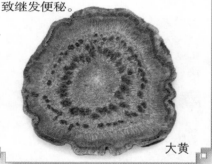

大黄

2.黑芝麻桃仁枳实煎治便秘

黑芝麻30克，桃仁（去皮）15克，枳实3克。水煎2次，混合后2次分服，每日1剂。适用于便秘下血者。

3.羊蹄根麻仁丸治习惯性便秘

羊蹄根30克，芝麻仁60克，香油适量。将前两味研细末，用香油适量调丸。分3日服完。可清热补虚通便，治疗习惯性便秘。（《单方验方》）

4.香蕉蘸黑芝麻治大便秘结

香蕉500克，黑芝麻25克。用香蕉蘸炒半生的黑芝麻嚼吃。每天分3次吃完。可润肠通便，治疗老年虚秘。患有高血压的人，可经常吃。（《偏方大全》）

5.番泻叶治实秘

番泻叶若干。每日3～6克，泡水代茶饮。适用于实秘。此方不宜长期服用，以防寒凉伤脾胃。（《中药学》）

6.增液汤治津伤便秘

玄参30克，麦冬、生地各24克。水煎25～30分钟，煎2次，混合后分上、下午服，每日1剂，连服3日为1个疗程。可清热生津，通便，治疗热病津伤大便秘结。（《温病条辨》）

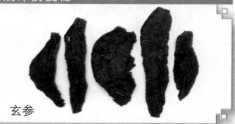

玄参

7.当归白芷末治大便不通

当归、白芷等份。共研细末，每次服6克，一日2次，米汤送下。可补血通便，治疗血虚肠燥便秘。（《圣济总录》）

8.火麻仁当归蜂蜜水治便秘下血者

火麻仁15克，当归9克。水煎服，加蜂蜜15克，调匀1次服下，一日1次。适用于便秘下血者。

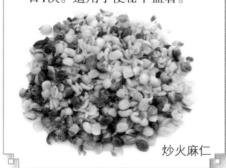

炒火麻仁

9.猪心柏子汤补血润肠

猪心1个，柏子仁15克。将柏子仁纳入猪心内，清水炖熟。3天吃饮1次。可养心安神，补血润肠。治阴虚血少、老少体弱和产后血虚引起的肠燥便秘。（《偏方大全》）

10.桃仁柏子仁治老年人便秘

桃仁、柏子仁、火麻仁、松子仁等份。研末，溶白蜡和为丸，如梧桐子大，每次服15～20丸，一日2次。可润肠通便，治疗老年人便秘。（《汤液本草》）

11.玄参当归治习惯性便秘

玄参30克，当归24克，天花粉15克，莱菔子15克。共制为散剂。每次9克，每日2次，温开水送服。可清热润肠通便，治习惯性便秘。（《河南中医》）

12.附子大黄生姜水治寒秘

附子6克，大黄9克，生姜3克。水煎服，每日1次。适用于寒结便秘下血者。（《单方验方》）

13.生地猪蹄汤治便秘

取猪前蹄1个，斩碎，入锅煮至快熟透时，入生地50～60克，再煮沸20分钟左右，加盐少许，喝汤吃猪蹄，分2次吃完，每日1剂，一般服1～2剂可愈。可清热通便，治疗大肠有热，便干不通。

14.党参生地煎汤治气虚便秘

党参20克，生地20克，升麻5克。水煎2次，混合后分上、下午服，每日1剂，连服2～4剂。可补气通便，治疗气虚便秘，面色苍白，乏力气短，大便难下。（《本草纲目数据库》）

15.鲜桑椹治便秘下血者

鲜桑椹50克。绞汁，温开水冲服，早晚各1次，连服数天。适用于便秘下血者。（《单方验方》

16.决明子治大便干结

决明子150克。炒黄，研细末，每次取15克，开水冲泡，当茶饮，每日2次。可清热润肠通便，治疗大便干结，排便困难。

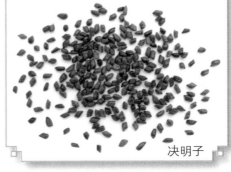

决明子

17.三仁粥治便难

海松子（即松科植物红松的种子）30克，桃仁30克，郁李仁10克，粳米30克。海松子去皮，桃仁泡去皮尖，郁李仁去皮，三味共捣烂和水煎，过滤取汁，再入粳米煮作粥。空腹食用。治大便干结、排便艰难。（《偏方大全》）

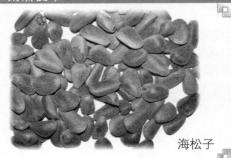

海松子

18.瓜蒌玄明粉治热结便秘

全瓜蒌1个，玄明粉6克。将全瓜蒌加水500毫升，煎取250毫升，冲服玄明粉。可清热通便，治疗热结便秘。（《单方验方》）

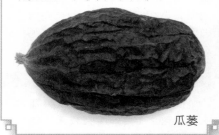

瓜蒌

19.火麻仁粥治产后血虚便秘

火麻仁10克，粳米50克。先将火麻仁捣烂煎煮，滤汁，与粳米煮作粥，任意食用。可润肠通便，活血通脉。适用于产后血虚便秘、小便不利。（《肘后方》）

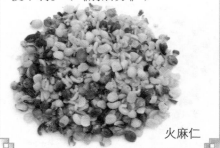

火麻仁

20.蜂蜜水治疗老年人便秘

蜂蜜适量。每次2小勺，温开水冲服，每日早晨空腹时食用。常食用，可补虚润肠通便，治疗老年人习惯性便秘。常食用蜂蜜同时注意多吃绿叶蔬菜。

21.首乌大米粥治血虚便秘

制首乌30～60克，大米50克。先煎首乌，去渣，取浓汁，同大米、红枣5枚煮粥，服时加少许冰糖调味。可补虚润肠通便，治疗血虚肠燥便秘。（《本草纲目数据库》）

22.紫苏麻仁粥治老人、产妇便秘

苏子10克，火麻仁15克，粳米50～100克。先将苏子、火麻仁捣烂，加水煎煮，滤取汁，与粳米同煮成粥，可任意服用。可润肠通便。适用于老人、产妇体虚肠燥、大便干结难解者。（《普济本事方》）

23.葱白奶蜜治阳虚便秘及老年人习惯性便秘

牛奶250克，蜂蜜、葱白各100克。先将葱白捣烂取汁。牛奶煮熟，开锅下葱汁即成，服用时调入蜂蜜，每早空腹服用。可补虚通便，适用于阳虚便秘及老年人习惯性便秘。

24.生花生仁治便秘

生花生仁30克（1次量）。空腹嚼食，早晚各1次。具有润肠通便之功，治习惯性便秘。忌食辛辣。（《偏方大全》）

25.黑芝麻蜂蜜治老年人虚秘

黑芝麻60克研粉，蜂蜜30克。拌匀，蒸熟食，每日1次，连服10～15天。可滋阴补虚，治疗老年人肠燥津枯便秘。（《本草纲目数据库》）

26.鲜桃子食用治疗习惯性便秘

鲜桃子适量。食用，每日2个。常食用，可润肠通便，治疗习惯性便秘。

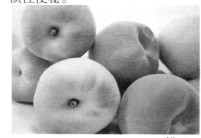

桃子

15 种偏方治疗阑尾炎

1.桃仁丹皮煎治阑尾炎

桃仁10克，丹皮10克，乌药9克，大黄9克。水煎2次，药液混合，早晚分服，每日1剂。可活血祛瘀，治疗阑尾炎。（《浙江中医杂志》）

2.大血藤治急慢性阑尾炎

大血藤60克，紫花地丁30克。水煎2次，药液混合，早晚分服，每日1剂。可清热解毒消痈，治疗急慢性阑尾炎。

3.石榴皮煎剂治慢性阑尾炎

石榴皮制成100％煎液，烘干研粉装胶囊口服。每日3次，每次1～2粒。可收敛，治疗肠炎、胆道感染、急慢性气管炎、肺部感染、慢性阑尾炎、淋巴结炎、多发性疖肿、外伤感染。

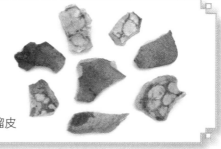

石榴皮

4.地丁水治慢性阑尾炎

黄花地丁、紫花地丁各30克。加水煎，去渣，一日1剂。可清热解毒，治疗慢性阑尾炎。（《奇方宝典》）

5.鬼针草败酱草治阑尾炎

鬼针草、败酱草各30克。将上述药加水3碗，煎至1碗，频频呷服。每日服1剂，重症患者每日服2剂。治疗阑尾炎有奇效。（《中药大辞典》）

6.虎杖玉兰煎汤治急性阑尾炎

虎杖50克，玉兰50克。水煎2次，混合药液后分3次服用。可清热解毒消痈，治疗急性阑尾炎。（《中药大辞典》）

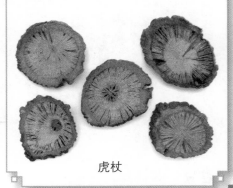

虎杖

7.虎杖石膏冰片散外用治急性阑尾炎

虎杖40克，石膏50克，冰片2.5克。将上药共研为细末，用醋调成糊状，敷于右下腹部，外加油纸覆盖。每日换药3次。主治急性阑尾炎。

8.败酱草汤治化脓性阑尾炎

败酱草100克。水煎，日分2次服。可消炎解毒。用治化脓性阑尾炎、妇女乳痈、无名肿毒等。（《偏方大全》）

9.新鲜繁缕液治阑尾炎

新鲜繁缕75克。捣烂取汁，加黄酒少许，一日2次，温服。（《中药大辞典》）

10.千里光汤治化脓性阑尾炎

千里光、白花蛇舌草、鬼针草、败酱草各15克。一日1剂，水煎服。可清热祛瘀消痈，适用于治疗化脓性阑尾炎。（《单方验方》）

11.大蒜大黄芒硝泥外敷治急性阑尾炎

大蒜100克，大黄、芒硝各50克。共捣如泥，外敷患处。主治急性阑尾炎，右下腹疼痛。（《奇方宝典》）

12.薏苡附子败酱散治化脓性阑尾炎

薏苡仁60克，炮附子6克，败酱草30克。共为细末，混合均匀，每次9克，每日2次，米饮送服。可排脓消痈，振奋阳气。治疗化脓性阑尾炎，身无热，肌肤甲错，腹皮急紧如肿胀，按之濡软。（《金匮要略》）

13.薏苡仁桃仁治阑尾炎

薏苡仁30克，桃仁、牡丹皮各12克，瓜瓣仁30克。水煎2次，混合药液，早晚分服，每日1剂。可清热散瘀，消痈排脓，治疗化脓性阑尾炎。（《中药大辞典》）

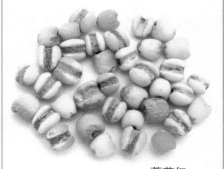

薏苡仁

14.葫芦子汤治阑尾炎

葫芦子50克，大血藤50克，繁缕50克。水煎，分早晚2次服。可润肠消炎，用治阑尾炎。

15.鬼针草治阑尾炎

鬼针草30克，牛奶250克，白糖适量。水煎鬼针草2次，混合后与牛奶同煮，加入白糖，早晚分服，每日1剂。可清热解毒，散瘀消肿，治疗亚急性阑尾炎（并发其他症状者，临时加用西药）。（《中药大辞典》）

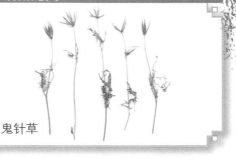

鬼针草

16 种偏方治疗脱肛

1.使君子治小儿脱肛

使君子，去壳取仁，捣烂后加入适量饴糖，制成丸药，每丸3克，每次1丸，炖瘦猪肉2～5两，3日1次，3次为1个疗程，治疗小儿脱肛。（《中医杂志》）

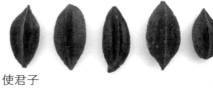

使君子

2.赤石脂伏龙肝外敷治脱肛

赤石脂、伏龙肝各等份。共为细末，每次用9克敷于患处，外敷之前洗净患处。频繁涂抹。可治疗脱肛。（《小儿药证直诀》）

3.人参黄芪煎剂治气虚脱肛

人参10克，黄芪15克，诃子10克，升麻10克。水煎2次，混合药液，分2次服用，每日1剂。可补气升阳，用于泻痢日久，中气下陷之脱肛。（《中药学》）

4.五倍子艾叶水煎外洗治脱肛

五倍子15克，艾叶15克。加水煎汤，先熏后洗肛门患处。主治脱肛。（《奇方宝典》）

5.五倍子白矾外洗治脱肛

五倍子末15克，白矾10克。先用5克五倍子末外敷局部，再将二药同煎，熏洗患处。治疗脱肛不收或产后脱肛。（《三因方》）

6.涂鳖血治脱肛脱而不收者

鳖（又名团鱼、甲鱼）1只。将筷子插入鳖口内，当鳖咬住不松口时，用刀切断头颈，滴血入碗。趁热涂血于肛门处。用治大便脱肛，对脱而不收者有效。

7.七叶一枝花治脱肛

鲜七叶一枝花30克。用醋磨汁，涂抹患处，用纱布托送复位。每日可涂抹3～4次。

8.五倍子煎汤外洗治脱肛

五倍子50克。研末，用2根葱白煎汤温洗脱肛，撒少许五倍子粉，用手衬卫生纸按上去，每日1次，3～5次即可治愈。

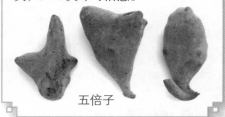

五倍子

9.龙骨粉外敷治小儿脱肛

龙骨粉50克。每次用10克外敷患处。外敷之前洗净患处。治疗小儿因痢脱肛。（《中药大辞典》）

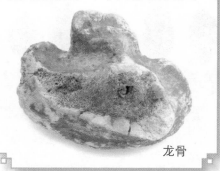

龙骨

10.石榴皮明矾水外洗治脱肛

石榴皮50克，明矾15克。水煎洗患处，每日两次。治疗脱肛。

11.五倍子地榆黄连水煎外洗治脱肛

五倍子、地榆、黄连各30克。加水煎20分钟，不去渣。熏洗坐浴20分钟，每日2次。

12.刺猬皮治慢性腹泻引起的脱肛

刺猬皮1个。炒焦存性，研末。每次冲服3克，每日3次。（《奇方宝典》）

13.木贼治脱肛多年不愈

木贼50克。烧存性，研末，洗净患处，撒敷，用纱布托之复位。每日2～3次。（《三因方》）

14.枳壳汤治直肠脱垂

枳壳30克，黄芪15克，升麻9克，炙甘草6克。水煎2次，混合药液，早晚分2次服用，每日1剂。可补气升阳，治疗气虚脱肛。（《山东医刊》）

15.枳壳酒治脱肛

枳壳30克，黄酒适量。将枳壳研成细末，黄酒冲服，每日2～3次，每次服6克。（《奇方宝典》）

枳壳30克，甘草9克，水煎，分3~5次服用。为小儿脱肛（《山东医刊》）

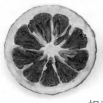

枳壳

16.九子连环草治脱肛

九子连环草15克。研末，调菜油外敷患处。治疗脱肛及痔疮疼痛。

（《贵州草药》）

第九章

女性疾病效验小偏方208首

14 种偏方治疗阴道炎

1.皂荚苦参煎水熏洗治滴虫性阴道炎

皂荚15克，苦参30克。煎水熏洗患处，每晚1次。治滴虫性阴道炎。（《甘肃中医》）

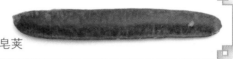

皂荚

2.大蒜治滴虫性阴道炎

大蒜30克。捣碎，开水冲，坐浴清洗，每天1次，每次10分钟，5次为1个疗程。治疗滴虫性阴道炎。（《上海医学院学报》）

3.千里光煎水治阴道炎

千里光30克，重楼15克，艾叶15克，苦参30克。水煎，洗浴阴部及阴道。治疗阴道炎。（《中国民族民间医药杂志》）

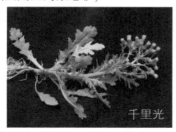

千里光

4.蚯蚓葱末治妇女阴道生虫

蚯蚓3～4条，葱5根，蜂蜜500毫升。将蚯蚓、葱焙干研末，用1碗蜜煮成膏，与药搅匀，用药棉蘸药，纳入阴道。治妇女阴内生虫。（《偏方大全》）

5.桃仁桃叶治滴虫性阴道炎

桃仁、桃叶等量。捣碎为膏状，纱布包，塞入阴道。每日1换，连续数次。治疗滴虫性阴道炎。（《中药大辞典》）

6.虎杖根治霉菌性阴道炎

虎杖根100克。加水1500毫升，煎取1000毫升，过滤，待温，坐浴10～15分钟，每天1次，7天为1个疗程。治霉菌性阴道炎。（《四川中医》）

7.槐树皮方治白色念珠菌性阴道炎

槐树皮60克，盐3克。煎煮取汁。先用药液擦洗阴道，再将系有尾线的消毒棉球浸泡药液后置于阴道穹隆处，保留24小时取出，每日1次，10日为1个疗程。治白色念珠菌性阴道炎。（《必效方》）

8.苦楝皮花椒煎水外洗治滴虫性阴道炎

苦楝皮75克，花椒50克。加水2000毫升，武火煎20分钟，不去渣，加陈醋100毫升，擦洗患处，治疗滴虫性阴道炎、疥疮等。（《山西中医》）。

9.苦参枯矾治滴虫性阴道炎

苦参50克，枯矾15克。研末外用，用时先以1/5000高锰酸钾溶液灌洗患处，擦干后撒入药粉，每日1次。连续3次为1个疗程。治疗滴虫性阴道炎。（《湖南医学院学报》）

10.青黛大黄煎水外洗治老年性阴道炎

青黛粉15克，大黄10克。水煎液冲洗阴道，并保留灌肠，治疗老年性阴道炎、急性盆腔炎。（《国医论坛》）

11.蛇床子白矾熏洗治阴门生疮

蛇床子30克，白矾6克。水煎。去药渣趁热熏洗，每日1次。用治阴门边生疮，作痒、作痛不止。（《濒湖集简方》》）

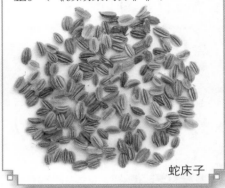

蛇床子

12.蛇床子黄柏熏洗治滴虫性阴道炎

蛇床子30克，黄柏9克。水煎，去药渣倒入盆中，趁热熏洗患处，每日2次。可燥湿杀虫，治疗滴虫性阴道炎。（《中草药新医疗法资料选编》）

13.蛤粉治疗霉菌性阴道炎

海蛤壳30克，雄黄1克，冰片0.5克。共研末，菜油调匀。涂阴道壁上，治疗霉菌性阴道炎效佳。（《湖北中医杂志》）

14.防风大戟艾叶熏洗治疗霉菌性阴道炎

防风、大戟、艾叶各15克。水煎，熏洗患处，治疗霉菌性阴道炎。（《单方验方新医疗法》）

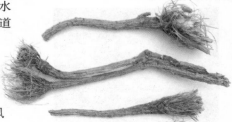

防风

17 种偏方治疗宫颈炎（宫颈糜烂）

1.猪胆汁白矾治慢性子宫颈炎

鲜猪胆1个，白矾9克。将猪胆烘干，同白矾共研细末，进行宫颈喷撒。可清热解毒，治疗慢性宫颈炎。（《中药大辞典》）

2.羊蹄根煎膏治宫颈炎

羊蹄根1000克，加水2000毫升，武火煎10分钟后，改小火煎1小时，滤出药液，小火熬膏。用带线药棉蘸药液，塞于子宫颈，12小时后取出。每日1次，治子宫颈炎。一般用药4~6次即可痊愈。（《陕西新医药》）

3.赤石脂海螵蛸侧柏叶汤治子宫颈炎

赤石脂、海螵蛸各18克。共研成细末。每次服3克，每日服3次。治宫颈炎赤白带下。

4.芦根天花粉栀子汤内服治子宫颈炎

芦根、绿豆各30克，天花粉、栀子各15克。水煎内服，每日2次，每天1剂。可清热解毒，利湿。治疗宫颈炎湿热证，见小便短赤、涩痛等。（《单方验方》）

5.黄药子浸酒治宫颈炎

黄药子250克，黄酒500克。将药浸入黄酒，15天后，用消毒棉球蘸药液，贴于宫颈表面。治宫颈炎。（《重庆医药》）

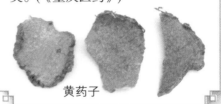

黄药子

6.山豆根治宫颈糜烂

山豆根适量。研细末，高压消毒。用1∶1000苯扎溴铵（新洁尔灭）消毒宫颈，用带有线的棉球蘸药末放置阴道宫颈口，每天1次，10天1个疗程。治疗宫颈糜烂。（《山东医药》）

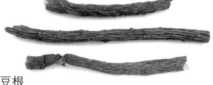

山豆根

7.猪苦胆石榴皮治宫颈糜烂

猪苦胆5~10个晒干，石榴皮60克。共研成细粉，用适量花生油调成糊状，装瓶备用。用前先清洁宫颈，再将有线的棉球蘸药塞入宫颈糜烂处。每日1次，连用多次。治疗宫颈糜烂。（《偏方大全》）

8.五倍子外用治慢性子宫颈炎

五倍子、枯矾各等份。研细末，加甘油调成糊状，用棉签蘸药粉涂于宫颈管口内外，每日1次，15次为1个疗程。病较重者可连用1个疗程。月经来潮时，可以暂停用药。用治慢性宫颈炎。（《武汉新医药》）

9.野菊花治宫颈炎

野菊花适量。晒干研末，阴道冲洗后，药末涂敷宫颈，每天1次，5天1个疗程。治疗宫颈炎。（《新医学》）

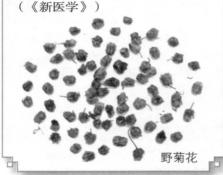

野菊花

10.野芝麻治宫颈炎

野芝麻15克。水煎内服，每日2次，每天1剂，治疗宫颈炎，小便不利，月经不调。（《吉林中草药》）

11.黄连治宫颈炎

黄连适量。研末，先用20%黄连煎剂清洗宫颈，再用带线棉球蘸药末放宫颈处，每晚1次，5天为1个疗程。可清热解毒燥湿，治疗宫颈炎及阴道炎。（《中华妇产科》）

12.蚤休外用治宫颈糜烂

蚤休适量，研成细末，调甘油外涂局部，每日2～3次。用于宫颈炎宫颈糜烂。（《草药偏方治百病》）

13.马钱子仁油炸治宫颈糜烂

取马钱子仁置香油中炸后滤去药渣，然后加放适量凡士林，调成软膏备用。阴道用盐水清洗后，药膏涂抹宫颈口处。每日上药一次，5次为一疗程。（《中药大辞典》）

14.金银花甘草治宫颈炎

金银花、甘草等量。研细末，先用温盐水将阴道分泌物冲洗干净，用带线的药棉蘸药末放入阴道，每晚一次，12小时后拉出药棉，5天为1个疗程。可清热解毒，治疗宫颈糜烂。用药后红肿消退，白带、腰痛等症状明显改善。（《中华妇产科学杂志》）

15.鸡蛋清治宫颈糜烂出血

鸡蛋清适量。宫颈部位用生理盐水揩拭干净，用鸡蛋清涂抹患处，然后再用蘸满蛋清的棉球塞于宫颈处，次日取出，连用5天为1个疗程。治疗宫颈糜烂有出血者疗效最佳。（《中药大辞典》）

16.孩儿茶治宫颈炎

孩儿茶适量。研细末，用温水加3克盐化开后，冲洗宫颈，然后药末均匀的涂撒患处，每天1次，5天为1个疗程。治疗宫颈炎。（《江西中西医结合杂志》）

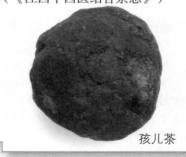

孩儿茶

17.荔枝草治宫颈糜烂

荔枝草500克。水煎2次，滤出药液，小火浓缩成膏。冲洗阴道后，用棉球蘸药膏纳入阴道宫颈处，每日1次，7天为1个疗程，治疗宫颈糜烂及阴道炎。（《赤脚医生》）

9 种偏方治疗盆腔炎

1.皂角刺大枣粥治疗盆腔炎

皂角刺30克，大枣10枚。共煎半小时以上，弃渣取药汁300～400毫升，再加粳米30克，煮成粥即可。每日分2次服用。治疗盆腔炎。

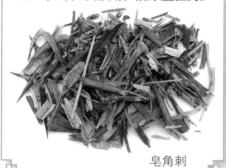

皂角刺

2.白头翁汤治盆腔炎

白头翁15克，秦皮12克，黄连10克，黄柏12克。水煎内服，一日2次，每天1剂。可清热解毒，治疗盆腔炎。(《长春中医学院学报》)

3.白花蛇舌草治盆腔炎

白花蛇舌草45克，两面针9克。水煎内服，每日2次，每天1剂。可清热解毒，治疗盆腔炎、附件炎。(《妇产科疾病》)

4.芒硝大蒜泥外敷治疗盆腔炎

芒硝100克（细末），大蒜泥50克。加入少量温水，和成糊状，纱布包好，敷贴于下腹疼痛处皮肤上，20分钟后皮肤潮红即取下。治疗急、慢性盆腔炎，见腰腹疼痛，带下量多、色黄，尿黄便秘。（《家庭食疗大全》）

5.马齿苋车前草治疗盆腔炎

马齿苋60克，车前草15克。水煎代茶饮。可清热解毒，治疗慢性盆腔炎实热证，见小便涩痛、黄赤者。(《单方验方》)

6.大黄治急性盆腔炎

大黄100～200克。研细末，以米醋调成糊状，直接敷于下腹部，保持湿润，随时可以加醋。治急、慢性盆腔炎，属湿热蕴结型，腰腹疼痛，带下量多、色黄。每天再以大黄30克水煎液冲洗阴道，并保留灌肠。(《国医论坛》)

7.红藤丹参煎剂治盆腔炎

红藤20克，丹参30克，赤芍15克，益母草15克。水煎内服，一日2次，每天1剂。并结合灌肠，每日1次。可清热活血，治疗盆腔炎有瘀者。(《浙江中医杂志》)

8.蒲公英汤治疗慢性盆腔炎

蒲公英30克，紫花地丁30克，鸭跖草30克。煎服2次，合并药液，分2次服用，每日1剂。可清热解毒，治疗慢性盆腔炎。

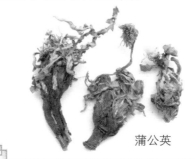

蒲公英

9.金荞麦煎剂治盆腔炎

金荞麦45克，土茯苓30克，败酱草30克。水煎内服，一日2次，每天1剂，可清热解毒。治疗急慢性盆腔炎、阴道炎等。（《中国民族医药杂志》）

鲜荞麦根300克，苦参300克。水煎，趁热熏洗患处，治脱肛。（《浙江天目山药植志》）

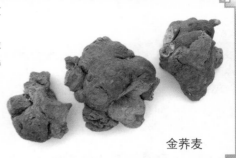

金荞麦

14 种偏方治疗子宫脱垂

1.丝瓜叶鸡蛋壳治子宫脱垂

丝瓜叶9克，鸡蛋壳6克。烧存性，研末，温酒送服，每天1次。治疗子宫脱垂。（《余居士选奇方》）

2.首乌鸡汤治子宫脱垂

老母鸡1只，制首乌20克。将鸡宰杀去毛及内脏洗净，药物装入鸡腹内，加水、盐适量煮烂。饮汤吃肉。治妇女子宫脱垂、痔疮和脱肛。

3.金樱子枳实汤治子宫脱垂

金樱子12克，枳实12克，丝瓜络12克，白矾2克。水煎内服，每日1剂，早晚分服。可收敛固涩，升提中气，治疗子宫脱垂、脱肛等。

4.五倍子汤外洗治疗子宫脱垂

五倍子100克，白矾30克。煎水，熏洗患处，每日2次。用治子宫脱垂。（《妇人良方》）

5.升麻蛋方治子宫脱垂

升麻4克研末。先将鸡蛋顶端用消毒针扎一圆孔，再将药末从圆孔放入蛋内搅匀，取白纸蘸水将孔盖严，口向上平放于蒸笼内蒸熟，吃蛋。早晚各1次，10天为1个疗程。停药2天，再服第2个疗程。服药期间忌重体力劳动及房事。（《四川中医》）

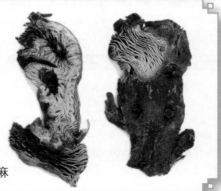

升麻

6.猪大肠治子宫脱垂气虚证

猪大肠30厘米，升麻10克，黑芝麻60克。将药物纳入洗净的猪大肠后，两头扎紧，水煮熟后，去升麻及芝麻，调味。吃肠喝汤，2天1次，连吃3～5次。治疗子宫脱垂属虚证，见气虚乏力、大便困难者。（《单方验方》）

7.千金藤根治子宫脱垂

千金藤根60克。水煎熏洗，每天1次。另用金樱子根60克。水煎内服，每日2次，每天1剂。治疗子宫脱垂。（《浙江民间常用草药》）

注：千金藤根，《杭州药物志》称："粉防己"；《浙江民间常用草药》称："土番薯"。

8.土荆芥治子宫脱垂

土荆芥15克。水煎服，每日2次，每天1剂。治疗子宫脱垂。（《湖南药物志》）

9.茄根治子宫脱垂

茄子根适量。烧灰存性，用油调成糊状，涂在脱垂的子宫上，用卫生纸托上，每天1次。治疗子宫脱垂。（《乾坤生意》）

10.乌梅枳实散研末治子宫脱垂

乌梅、枳实各100克。研末，每次5～8克，每天服2次。可收敛升提，治疗子宫脱垂有良效。（《河南中医》）

11.白及乌头散治子宫脱垂

白及12克，包乌头1.2克。共研细末，用棉球蘸药末送入阴道中，腹内热即止，每日1次。（《广济方》）

12.金樱子无花果炖肉治子宫脱垂

金樱子15克，无花果60克，猪瘦肉120克。将金樱子去刺同无花果煎煮，去渣取药液，再兑水，放入洗净的猪肉一同煮熟即可，吃肉饮汤，治疗子宫脱垂。（《重庆草药》）

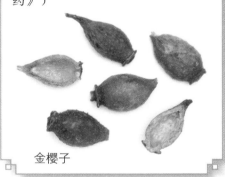

金樱子

13.蓖麻子外贴治疗子宫脱垂

蓖麻子仁、枯矾等份研末。患处用温水洗净后，药末涂患处，用纱布托送子宫回纳阴道，每天1～2次。治疗子宫脱垂。（《摘元方》）

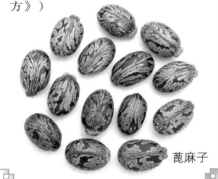

蓖麻子

14.鲜芋头花炖腊肉治子宫脱垂

鲜芋头花3~6朵，腊肉60克。将腊肉洗净切片，用开水焯一下，去除污水，加水煮烂后放入芋头花再煮片刻即可。（《草药手册》）

10 种偏方治疗子宫肌瘤

1.桃树根炖猪肉治子宫肌瘤

桃树根150克切段，猪肉150克切块，加水以沙锅共炖，待肉烂即成。每晚睡前服用。治疗妇女子宫肌瘤。（《偏方大全》）

2.地黄干漆丸治子宫肌瘤

鲜地黄900克，干漆30克（研末）。将地黄捣烂取汁，煎煮沸开后，倒入干漆粉搅拌，成稠厚糊时放冷为丸，如梧桐子大，饭后服3丸，每日3次。治疗子宫肌瘤。（《补缺肘后方》）

3.王不留行煎治子宫肌瘤

王不留行100克，夏枯草、生牡蛎、紫苏子各30克。水煎，日服两次，每日1剂，1个月为1个疗程，服药1～3个疗程可见效。治疗子宫肌瘤。

4.甲鱼壳当归治疗子宫肌瘤

甲鱼壳15克，当归10克，煎汤，每日3次，连用10天为1个疗程。治疗妇女子宫肌瘤。

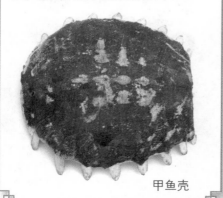

甲鱼壳

5.葵花盘治疗子宫肌瘤

葵花盘1个（去籽），瓦焙成炭，研末。每次以黄酒冲服3克，每日3次，连服3～7天即可见效。（《家用验方十八则》）

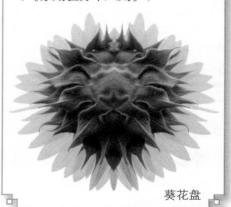

葵花盘

6.金荞麦仙鹤草煎剂治子宫肌瘤、行经量多

金荞麦30克，仙鹤草30克，乌梅30克，旱莲草12克。水煎2次，早晚分服，每日1剂。治疗子宫肌瘤、行经量多。（《中药学》）

7.丹参三棱莪术皂角刺治腹中包块

丹参、三棱、莪术各9克，皂角刺3克。水煎2次，合并药液，分2次服用，每天1剂。治疗腹中包块。（《中药大辞典》）

8.全蝎治子宫肌瘤

全蝎适量。瓦上焙黄研成末，每次3克，一天2次。可通络散结，治疗子宫肌瘤。

9.桂枝桃仁丹皮煎治子宫肌瘤

桂枝、桃仁、丹皮各9克，莪术12克。水煎2次，早晚分服，每天1剂。可活血化瘀。用于子宫肌瘤经行量少不畅或量多，小腹疼痛者。

亦可选用桂枝茯苓丸。每次1丸，每日2次。治疗子宫肌瘤，妇人腹中有癥块，或产后恶露不尽。（《金匮要略》）

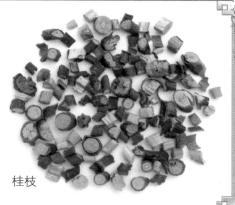

桂枝

10.穿山甲治子宫肌瘤

穿山甲30克。用沙焙黄研末，每次6克，每日2次。可活血软坚消癥，治疗子宫肌瘤。（《摘元方》）

14 种偏方治疗崩漏

1.红藤仙鹤草白茅根治血崩

红藤、仙鹤草、白茅根各15克。水煎2次，早晚分服。每天1剂。可收敛止血，治疗血崩。（《湖南药物志》）

2.棉花籽甘草黄芩治血崩

棉花籽仁（炒黄）、甘草、黄芩等份。共为细末，每次服6克，饭前黄酒送服，每日2次。治疗血崩。（《万病回春》）

3.土茯苓治崩漏

土茯苓30克。小火煎煮，加红糖少许，分2次服用，每天1剂。治疗崩漏、白带发黄量多。（《滇南本草》）

4.川牛膝治崩漏

川牛膝30～45克，水煎。分2次服。一般连续服药2～4天后血即可止。病程较长者，血止后应减量续服5～10天，以资巩固。治崩漏、功能性子宫出血兼有小血块者。（《浙江中医杂志》）

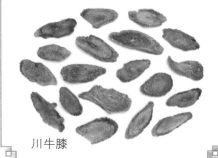

川牛膝

5.地榆汤治崩漏

地榆60克。醋水煎煮，去渣饭前内服，每日2次，每天1剂。可凉血收敛止血，治疗崩漏出血、便血、痔疮出血见小便短赤者。（《太平圣惠方》）

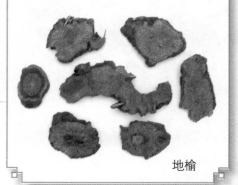

地榆

6.棕榈炭莲壳炭香附治血崩

棕榈炭、莲壳炭各15克，香附30克。共为细末，每次服6克，每日2次，空腹米汤送服。治疗血崩。

10.棕榈炭侧柏叶治崩漏

棕榈炭、侧柏叶（炒）各30克。共研细末，每次服6克，黄酒送服，每日2次。可凉血收敛止血，治疗崩漏出血。（《圣济总录》）

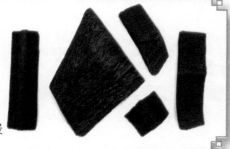

棕榈炭

11.黑木耳血余炭治崩漏

黑木耳30克，血余炭10克。水煎煮，木耳熟透后，加入红糖适量，每天1剂，可收敛化瘀止血，治疗崩漏出血、痔疮出血。（《孙天仁集效方》）

7.母鸡胶艾汤治崩漏

母鸡（去头爪）半只，去内杂，洗净，加水煮熟。取鸡汤1碗另煎煮艾叶15克，5分钟后下阿胶15克，待阿胶溶化后立即饮服，每日1次。可补虚温经止血，治疗月经淋漓不断、少腹隐痛，崩漏。（《偏方大全》）

8.艾叶干姜阿胶治崩漏出血

艾叶10克，干姜3克，阿胶10克。先煎干姜、艾叶，去渣取药液，加入阿胶溶化后。分3次服用，每天1剂。可温中补虚止血，治疗中焦虚寒崩漏出血，见面色黄白、食少便溏者。（《养生必用方》）

9.小蓟益母草治妊娠堕胎后出血不止

小蓟、益母草各150克。水煎，加水2000毫升，煎至700毫升，去渣滤液，再煎至500毫升，分2次服下。治疗妊娠堕胎后出血不止。

12.党参止血汤治功能性子宫出血

党参30～60克。水煎，早晚各服药1次，每天1剂。于月经期或行经第1天开始连续服药5天。治功能性子宫出血兼有气虚者。（《浙江中医杂志》）

13.香附治崩漏

制香附适量。研末，每次6克，米汤送服，每天2次。治疗崩漏、下血不止。（《本事方》）

香附配地榆各等分，煎汤内服亦可治疗尿血。香附配白及研末，每次9克，还可治疗吐衄。（《中药大辞典》）

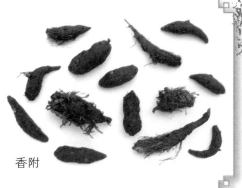

香附

14.大蓟艾叶木耳治崩漏

大蓟15克，艾叶9克，木耳6克。水酒各半煎服，每日2次，每天1剂。治疗血崩。（《滇南本草》）

14 种偏方治疗闭经

1.鸡血藤益母草治血滞经闭

鸡血藤60克，益母草、山楂各30克，红糖12克。前三药共煎煮30分钟，过滤，冲红糖。每日1剂，早晚分服。可活血祛瘀通经，治血滞经闭，见少腹刺痛，舌有瘀点者。

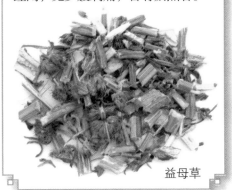

益母草

2.猪肉当归汤治血枯经闭

瘦猪肉200克，当归、生姜各25克，同煮。吃肉饮汤，每日1次。可补血活血，温通经脉，治血虚、血瘀有寒象干血痨。（《偏方大全》）

3.丹参治经闭

丹参90克，黄酒适量。将丹参研末，每次服6克，每日2次，黄酒冲服。可活血调经，治月经过少、经闭。（《妇人良方》）

4.鲜山楂肉治血瘀经闭

鲜山楂30克，去核后浓煎，调入红糖30克，分早晚服用。每逢月经超过1～2天时服用。可活血通经，治血瘀经闭。（《单方验方》）

5.桃仁红花煎治经闭

桃仁、红花、当归、土牛膝各等份。研末，每次服9克，饭前温酒送服，每天2次。可活血调经，治疗血闭不通。（《杨氏家藏方》）

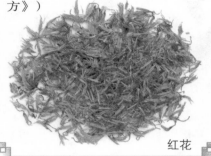

红花

6.益母草黑豆治经闭

益母草、黑豆、红糖、黄酒各30克。先煎益母草，去渣滤出药液，加入酒、黑豆炖煮，直至豆熟，再放入红糖即可。每日1剂。可补虚活血，治疗经闭。（《闽东本草》）

7.红花当归苏木治经闭

红花、当归、苏木各30克。先煎红花、苏木，然后入酒30毫升，再同当归一起煎煮，滤出药液，空腹服下。每天1剂。可活血调经，治疗经水不通。（《朱氏经验医方》）

8.红花黑豆饮治经闭

红花9克，黑豆90克，红糖60克。水煎代茶饮。适用于肾虚血瘀经闭者。

9.八仙草治经闭

八仙草（猪殃殃）15克。水煎2次，去药渣，混合药液，早晚2次服用。可散结消肿，治疗经闭，跌打损伤。（《湖南药物志》）注：《广西中药志》称血见愁。

10.月季花玫瑰花煎治经闭、痛经

月季花、玫瑰花各6克，当归15克、香附9克。先煎当归、香附，15分钟后再入月季花、玫瑰花，稍煎4～5分钟即可。可活血调经止痛，治疗月经不调、经闭、痛经。（《中药学》）

11.木通煎治经闭

木通15克，牛膝30克，生地黄12克，延胡索15克。水煎2次，合并药液，早晚服用，每天1剂。可活血通经止痛，治疗经闭、月经不调。（《本草经疏》）

12.桃仁墨斗鱼汤治血滞血虚经闭

墨斗鱼200克，洗净切片，加水与桃仁10克共煮，以油、盐调味。食鱼饮汤。可滋阴补血，祛瘀，治血滞血虚经闭。（《偏方大全》）

13.马鞭草熬膏治经闭

马鞭草2500克。切碎，水煎3次，滤出药液合并，再用小火熬成膏，每次1小勺，热酒送服。每天服2次。治经闭。（《太平圣惠方》）

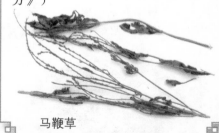

马鞭草

14.歪叶子兰、泽兰治经闭

歪叶子兰12克，泽兰9克。共煎煮2次，药汁合并后，分2次服用。（《云南中草药选》）

12 种偏方治疗阴痒

1.白头翁汤外洗治阴痒

白头翁50克，苦参、蛇床子、秦皮各10克，水煎熏洗局部，每日2次，每次15分钟。可清热燥湿，杀虫止痒，治滴虫性阴道炎引起的带下阴痒。（《单方验方》）

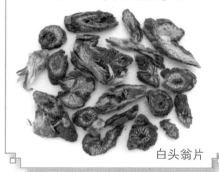

白头翁片

2.蛇床子五倍子花椒汤外洗治带下阴痒

蛇床子40克，五倍子30克，花椒15克，煎汤。熏洗，每日1剂，10天为1个疗程。治阴痒。

3.枯矾治阴痒

枯矾适量。研末，空腹温酒送服，每次1克，每日2次。治疗阴痒。（《千金翼方》）

4.苦参牡蛎炖猪肚治阴痒、赤白带下

苦参60克，牡蛎45克，猪肚1具。先将药物研成细末备用，猪肚煮烂，捣成泥，加入药末做成丸，如梧桐子大，每次服80～100丸，温酒送服。治疗阴痒、赤白带下。（《积德堂经验方》）

5.黄柏苍术治带下阴痒

黄柏、苍术适量。共为细末，每次服6克，每日2次，沸水煮姜汤调下。可燥湿止带，治疗湿邪下注，带下阴痒、湿肿脚气、皮肤瘙痒等。（《世医得效方》）

6.百部雄黄治阴道瘙痒

百部60克。水煎，加水1000毫升，煎至600毫升，去渣取药液，冲洗阴道，然后用雄黄粉均匀地喷入阴道皱褶处。每日1次，连用5天。阴道分泌物显著减少，阴部瘙痒症状可消失。（《吉林卫生》）

7.小蓟外洗治阴痒

小蓟适量。水煎，每日3次外洗，治疗阴痒。（《广济方》）

8.雄黄蛇床子丸治阴痒

雄黄3克，蛇床子9克，研细末，调蜜为丸，每丸重3克。临睡时将药丸用纱布包好，留线半尺，塞入阴道。可解毒止痒，治滴虫性阴道炎引起的阴痒。

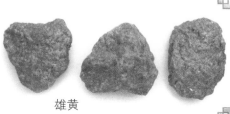

雄黄

9.车前子外洗治带下阴痒

车前子60克。水煎三沸，去渣外洗，趁热先熏，然后再洗，每天1次。可祛湿止痒，治疗带下阴痒。（《外台秘要》）

注：车前子要用布包煎。

另外，车前子配白茯苓、人参、猪苓、香薷各等份。共研细末，每次3~6克，灯心草煎汤送服。治疗小儿暑天吐泻，烦渴引饮，小便不通。（《杨氏家藏方》）

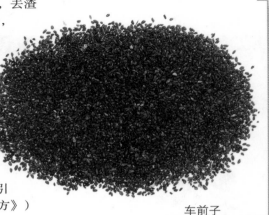

车前子

10.椿皮黄柏治湿热带下阴痒

椿皮、黄柏各15克。水煎内服，一日2次，每天1剂。可清热燥湿，收敛止带。治疗湿热带下阴痒。（《摄生众妙方》）

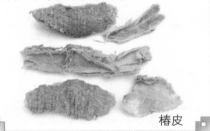

椿皮

11.车前子白蒺藜治带下阴痒

炒车前子30克，白蒺藜15克。水煎2次，合并药液，早晚分2次服用，每天1剂。可清热祛湿止痒，治疗湿热带下阴痒。（《湖南药物志》）

12.千里光熏洗治阴道瘙痒

千里光适量。水煎去渣，熏洗阴部，每天1次。可解毒杀虫，治阴道瘙痒。（《江西民间草药》

14 种偏方治疗带下量多

1.乌贼骨枯矾治赤白带下

乌贼骨炭70克，枯矾10克。共为细末，每次服5克，饭前米汤送服。可收敛燥湿止带，治疗妇女久赤白带下。（《太平圣惠方》）

2.山海棠治白带过多

山海棠全草9克。水煎，每日2次，每天1剂。治疗白带过多、月经不调、妊娠水肿等。（《昆明民间常用草药》）

3.芡实茯苓治带下量多

芡实、茯苓等量。研末，每次服15克，每日2次，盐水送服。可收敛固精，利湿止带。治疗脾肾虚带下清稀者。（《摘元方》）

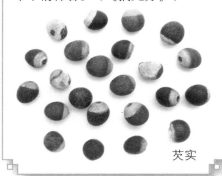

芡实

4.莲子猪肚治带下量多

莲子适量，猪肚1具，白酒适量。将莲子浸泡白酒中，24小时取出，塞入洗净的猪肚内，水煮烂透，焙干，研细末。每次15克，饭前温酒送服，每日2次。可补虚止带，治疗虚证，见带下量多、清稀。（《医学发明》）

5.羊肉炖莲子治赤白带下量多

羊肉200克，莲子12克。将羊肉洗净切块，同莲子一起炖熟，每天1次。可补虚收敛止带，治疗体虚带下量多、不孕。（《本草图经》）

6.女儿茶治带下量多

女儿茶30～45克。水煎，分2次服用，每天1剂。治疗带下、崩漏、痢疾。（《常用中草药手册》）

7.木槿皮治赤白带下

木槿皮60克，白酒150毫升。用白酒煎木槿皮，煎至100毫升，分2次空腹饮用。治疗赤白带下。（《纂要奇方》）

8.白马鬃散治带下量多

白马鬃（烧存性）60克，炙龟甲120克，炙鳖甲30克，煅牡蛎50克。共研末，每次服6克，一日3次。治疗体虚带下量多。（《千金方》）

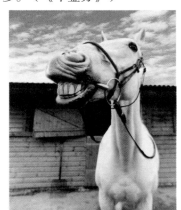

白马

9.马齿苋鸡蛋清治赤白带下量多

鲜马齿苋90克，鸡蛋1枚。将马齿苋捣烂，取汁，鸡蛋打开取鸡蛋清。再将水烧沸，倒入蛋清，再入马齿苋汁即可。每天1剂。可清热解毒，祛湿止带。治疗赤白带下。（《海上集验方》）

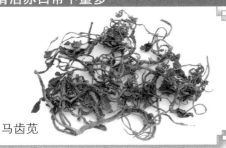

马齿苋

10.木槿花治白带

木槿花6克，人乳适量。将木槿花研末，与人乳拌匀，上笼蒸熟食用，每天1次。治疗白带量多。（《滇南本草》）

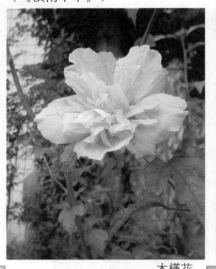

木槿花

11.牛骨芡实治带下

牛骨500克，芡实12克。将牛骨洗净砍成块，同芡实一起炖3小时，啃肉饮汤。治疗带下量多。（《日华子本草》）

12.珍珠菜治妇女白带

珍珠菜（狗尾巴草）30克。水煎，一日2次，每天1剂。治疗妇女白带、月经不调。（《江苏药材志》）

13.美人蕉根炖鸡肉治白带量多

美人蕉根19克，小过路黄15克，鸡肉适量。先煎药物，去渣取药液，兑水放入鸡肉，炖烂即可食用。每天1次。治疗白带量多。（《四川中药志》）

14.云母粉治带下

云母粉适量。每次9克，一日3次，水煎内服。治疗带下。（《千金翼方》）

12 种偏方治疗月经不调

1.玫瑰花治月经不调

玫瑰花300朵。除去花蕊，水煎取浓汁，滤去渣，再煎，入红糖500克收膏，瓷瓶密闭，切勿泄气。早晚开水冲服。功专调经，治疗月经不调。（《饲鹤亭集方》）

2.鹿药治月经不调

鹿药12～15克。水煎，每日2次，每天1剂。治疗月经不调。（《陕西中草药》）

注：鹿药为百合科植物鹿药的根茎及根。

3.秋海棠根治月经不调

秋海棠根18克。水煎，每日2次，每天1剂，治疗月经不调。（《陕西中草药》）

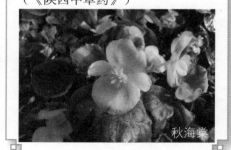

秋海棠

4.五灵脂治月经不调小腹疼痛

翅卫矛9克，当归12克，五灵脂10克。将五灵脂用纱布扎紧，同其他两味药一起煎水，去渣取药液，分2次服用，每天1剂。治疗月经不调小腹疼痛。（《中药大辞典》）

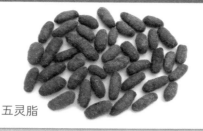

五灵脂

5.月季花治月经不调

月季花15～21克。开水泡服，代茶饮用，每天1剂。治疗月经不调、痛经。（《泉州本草》）

6.接骨仙桃治月经不调

接骨仙桃15克。水煎，每日2次，兑甜酒服，每天1剂。治疗月经不调、痛经。（《贵阳民间草药》）

7.鹿胎治月经不调

鹿胎1具。焙干，研细末，每次5克，每天2次，温酒送服。治疗血虚精型亏月经不调。（《青海药材》）

8.牡丹花治月经不调

牡丹花9克。开水泡服，代茶饮用，每天1剂。治疗月经不调、经闭。（《四川中药志》）

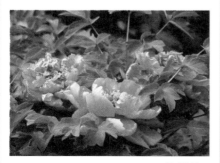

牡丹花

9.鹿茸草治月经不调

鹿茸草（千重塔）12～18克，红糖适量。水煎，每日2次，服用时调入适量红糖，每天1剂。治疗月经不调、崩漏。（《湖南药物志》）

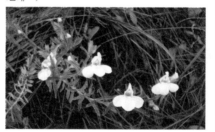

鹿茸草

10.珊瑚草治月经不调

珊瑚草15克。水煎，每日2次，每天1剂。治疗月经不调。（《昆明民间常用草药》）

11.丹参治月经不调

丹参500克。在烈日下暴晒至脆。研细末，用好酒调糊为丸，如梧桐子大，每服9克，温开水送服。治疗月经不调。（《集验拔萃良方》）

12.土大黄叶治月经不调

土大黄叶（鲜品）5～7枚。水煎，冲甜酒服。每日1剂。治月经不调。（《湖南药物志》）

10 种偏方治疗痛经

1.徐长卿治经期腹痛

徐长卿9克，月季花6克，川芎3克，白酒120毫升。将药物浸泡酒中，7天后，饮用，每次5～10毫升，每天2次。治疗经期腹痛。

徐长卿

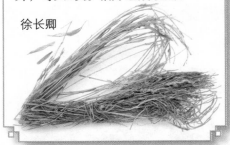

2.八月札治痛经

八月札30克。白酒煎煮，去渣饮酒，治疗痛经。（《药材学》）

3.野山楂治痛经

野山楂9克。水煎，每日2次，每天1剂。治疗月经瘀血作痛、高血压、消化不良。（《西藏常用中草药》）

4.山海棠治痛经、月经不调

山海棠9～15克。水煎，每日2次，每天1剂。治疗月经不调、痛经、跌打损伤。（《文山中草药》）

5.当归生姜羊肉汤治痛经

当归24克，生姜30克，羊肉200克。将羊肉洗净切块，同当归、生姜一起炖熟，吃肉饮汤，行经期每天1剂。治疗虚劳有寒痛经，或产后腹中绵绵作痛，或寒疝腹痛等。（《金匮要略》）

6.白芍干姜治痛经

白芍60克，干姜24克。共为细末，分成8包，月经来时，每日服1包，黄酒送服，连服3个星期。治疗痛经、妇女赤白带下。（《中草药新医疗法选编》）

7.延胡索煎治痛经

延胡索10克，当归24克，红花9克，香附6克。水煎2次，合并药液，早晚分2次服用，每天1剂。治疗气滞血瘀之痛经、月经不调、产后瘀滞腹痛。（《中药学》）

8.红花治痛经

红花18～30克，白酒300毫升。用白酒煎红花，煎至150毫升，分2次服用。若疼痛不减，再来1剂。治疗妇人腹中刺痛有瘀血者，月经色黑，有血块；瘀血下，则疼痛减轻。（《金匮要略》）

9.白屈菜根治痛经

白屈菜根3克。研末，甜酒送服，每天1次。治疗痛经、月经不调。（《陕西中草药》）

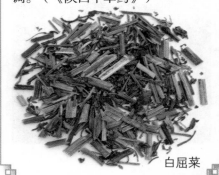

白屈菜

10.葵花盘治痛经

葵花盘30～60克。水煎，一日2次，服用时加红糖适量，每天1剂。治疗经前或经期少腹疼痛。（《中药大辞典》）

13 种偏方治疗更年期综合征

1.百合知母汤治更年期烦热失眠

百合60克，知母15克，钩藤30克，白芍45克。先煎白芍、知母、百合，15分钟后再加入钩藤煎5分钟后滤出药液，加水再煎1次，合并药液，分2次服用，每天1剂。治更年期综合征头晕、心烦。（《单方验方》）

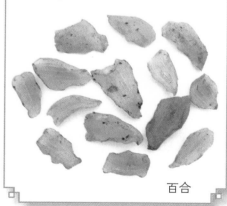

百合

2.益智仁粥治更年期综合征

益智仁5克，糯米50克，细盐少许。益智仁研末。糯米煮粥，然后调入益智仁末，加盐少许，稍煮片刻。每日早晚餐温热服。可补肾助阳，固精缩尿。适用于妇女更年期综合征以及老人脾肾阳虚、腹中冷痛、尿频、遗尿等。阴虚血热者忌服。《经效产宝》

3.莲芡粥治更年期心烦失眠

莲子（去心）、芡实（去壳）各60克，鲜荷叶（手掌大）1块。用适量糯米煮粥，亦可加适量砂糖服食。治更年期综合征心烦失眠。

4.杞菊莲心茶治更年期头晕、耳鸣

苦丁茶3克，莲心1克，菊花3克，枸杞子10克。以沸水冲泡，代茶饮，可反复泡3～5次。适用于更年期综合征，见头晕、耳鸣、汗出、烦躁。

5.莲子百合粥治更年期综合征

莲子、百合、粳米各30克。同煮粥，每日早晚各服1次。适用于绝经前后伴有心悸不痞、怔忡健忘、肢体乏力、皮肤粗糙者。

6.甲鱼炖冰糖治更年期综合征

甲鱼1只，冰糖100克。将甲鱼入沸水烫死，煮3分钟取出，用小刀刮去背部和裙边上的黑膜，斩去爪尾和腹甲，除掉内脏，入锅加水适量，先武火烧沸，再用文火炖至肉烂，放入冰糖，片刻起锅即成。分次食用。可滋阴补肾。适用于更年期综合征眩晕耳鸣，五心烦热，腰膝酸软，头面汗出，月经先后期不定，量或多或少，经色鲜红，便干口渴，尿黄肤燥等。

7.甘麦大枣汤治更年期烦躁不安

小麦50克，大枣10枚，甘草10克。煎煮食用。每天1剂。治更年期烦躁不安、失眠健忘。（《金匮要略》）

另外，单用小麦煮粥食用，每天1次，亦可治疗消渴口干。（《食医心镜》）

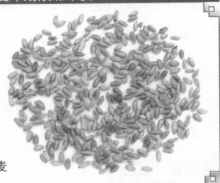

浮小麦

8. 杞枣汤治更年期综合征

枸杞子、桑椹子、红枣各15克。水煎服，早晚各1次。每天1剂。治疗更年期头晕目眩、饮食不香、困倦乏力及面色苍白者。

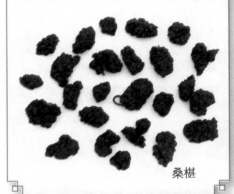

桑椹

9.酸枣仁枣剂治更年期综合征失眠

炒酸枣仁12克，柏子仁10克，珍珠母20克。先将珍珠母加水煎20分钟，再投入酸枣仁、柏子仁，再煎15分钟，滤除药渣，再煎1次，混合药液，分2次服，每日1剂。治疗更年期失眠、多汗，头晕者。（《中药学》）

10.山海棠治更年期月经紊乱吐血

山海棠3～6克。水煎，每日2次，每天1剂。治疗更年期月经紊乱吐血。（《云南中草药》）

11.糯米灵芝粥治更年期综合征

糯米、灵芝各50克，小麦60克，白砂糖30克。将灵芝切成块，放入砂锅内，加水1碗半，用文火煮至糯米、小麦熟透，加白砂糖即可。每日1次，一般服5～7次有效。可养心、益肾，补虚。治疗妇女心神不安、更年期综合征。（《本草纲目》）

12.定经汤治更年期综合征

酒炒菟丝子子30克，酒炒白芍30克，酒当归30克，熟地15克，山药15克，白茯苓9克，荆芥炭6克，柴胡15克。水煎服，每日1剂，可疏肝补肾。（《傅青主妇科》）

13.灵芝治更年期综合征

灵芝60克。研末，每次服3克，每日2次，用蜂蜜水冲服。治疗更年期综合征心神不宁，烦躁口干。

28种偏方治疗乳腺炎

1.新鲜葡萄叶治乳腺炎初起

葡萄叶洗净，捣烂为泥。敷于乳房周围，用纱布包好。每4小时换药1次，数次可愈。治疗乳腺炎初起。（《偏方大全》）

2.鲜大葱治疗乳腺炎初起

先用葱白200克煎汤，用毛巾浸泡药液，热敷乳房20分钟，而后再用葱白250克捣烂如泥敷患处，每天2次。可发表通阳，解毒散结。治疗急性乳腺炎（瘀乳期）。（《河南中医》）

3.王不留行煎治乳腺炎初起肿痛

王不留行、蒲公英、瓜蒌仁各15克，当归9克。用白酒煎煮，去渣，分2次饮用。可清热活血通络，治疗乳腺炎初起肿痛。（《本草汇言》）

4.川贝母内服治乳痈初起，乳汁不通

川贝母60克。研末，每次服6克，温酒送服，每天3次。服药后，双手按桌上，身体前倾，垂乳良久。（《仁斋直指方》）

5.蜂房蒲公英地丁汤治乳腺炎

蜂房10克，蒲公英50克，地丁20克，水煎，去渣取药液，再煎1次，合并药液，分2次服，每日1剂。可清热解毒，消肿散结，用于乳腺炎热毒炽盛者。（《单方验方》）

6.紫苏治乳痈初起

紫苏10克。煎水代茶饮，每天1剂，直至痊愈。并可捣烂外敷。治乳痈初起肿痛。（《中草药与单方》）

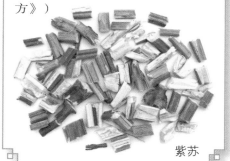

紫苏

7.鹿角粉治乳腺炎兼有寒象

鹿角粉50克。每次3克，每日2次，开水送服。可助阳散结，用于乳腺炎兼有寒象者。（《中医杂志》）

8.白芷土贝母研末治乳腺炎初起

白芷、土贝母等份。共为细末，每次服9～15克，陈酒送服，服药后加衣助汗。可消肿散结止痛，治疗乳痈初起者。（《本草纲目拾遗》）

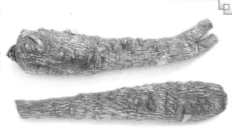

禹白芷

9.蒲公英治乳腺炎

蒲公英60克。可单用本品浓煎内服，或以鲜品捣汁内服，渣敷患处，治乳痈肿痛。或与夏枯草30克同煎内服，每日1剂。可清热解毒散结，治疗乳腺炎。（《中药学》）

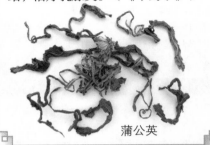

蒲公英

10.仙人掌治乳腺炎红肿胀痛

新鲜仙人掌或仙人球适量。除去表面的刺和绒毛，捣泥，敷于乳房患处，上盖纱布，每天更换数次，使敷料保持湿润，至红肿消退为止。可清热解毒，治急性乳腺炎之乳房红肿胀痛。

11.茄子末治乳腺炎

茄子晒干，研末。在纱布上抹上凡士林，再撒上茄子细末。敷于患处。治乳腺炎、疔疮痈疽。（《中药大辞典》）

12.芙蓉花外敷治乳腺炎

芙蓉花（叶）适量，加入一些鸡蛋白，共捣烂敷于患处。可止痛，次日就能消肿。用于急性乳腺炎。（《单方验方》）

13.炖猪蹄治疗乳腺炎

猪蹄1只，黄花菜30克。炖熟后不加佐料食之，每日1次。用于乳腺炎初期未成脓，乳汁不下，体质虚弱者。（《中药大辞典》）

14.酒煎瓜蒌治乳腺炎

瓜蒌1个（捣烂），当归15克，乳香3克，没药3克。用酒煎，分3次服下，每天1剂。可活血止痛，消肿排脓，治疗乳腺炎肿痛较甚者。（《妇人良方》）

15.核桃肉山慈菇研末治乳腺炎

核桃肉3枚，山慈菇5克，黄酒适量。将核桃肉捣烂，山慈菇研末，调匀即成。每日2次黄酒送服。可清热解毒，抗肿瘤。适用于乳腺炎。（《本草纲目》）

16.丝瓜络炭治乳腺炎

丝瓜络适量。丝瓜络烧成炭，研末，以酒调服，服时以微醉为度。可通络消痈止痛。治疗急性乳腺炎。（《单方治大病》）

17.川楝子治急性乳腺炎

川楝子适量。连皮带仁一起炒黄，捣碎研末，每次服9克，用黄酒或开水煮沸，每日2次，每天1剂。可清热止痛，治疗急性乳腺炎未化脓者。（《中药大辞典》）

18.蔓荆子外敷治急性乳腺炎

蔓荆子适量。为末，酒调外敷，纱布覆盖并固定，每日3次。治疗急性乳腺炎初起，效果满意。（《湖南中医杂志》）

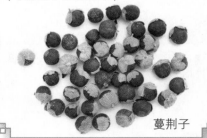

蔓荆子

19.夏枯草蒲公英治乳腺炎

夏枯草、蒲公英各30克，白酒适量。用白酒煎煮药物，每天1剂，分2次服用。可清热消肿散结，治疗乳腺炎初起尚未化脓者。（《本草汇言》）

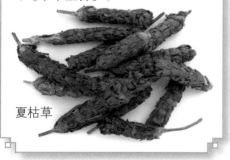

夏枯草

20.黄菊花蚤休金银花外敷治乳腺炎

黄菊花、蚤休、金银花各等份。共研末，用醋调匀，外敷患处，用纱布覆盖并固定，每天3次。可清热解毒消肿，治疗乳腺炎、腮腺炎。（《中药大辞典》）

21.露蜂房治疗急性乳腺炎

露蜂房30克。将露蜂房剪碎，置铁锅中，小火焙至焦黄取出，碾为极细粉末。每次3克，用温黄酒冲服，4小时1次，3天1个疗程。可攻毒消肿，治疗急性乳腺炎。（《中医杂志》）

22.田基黄半枝莲外敷治急性乳腺炎

田基黄、半枝莲鲜品各适量。洗净捣烂，放于菜叶面上或纱布上外敷患乳，用胶布固定，每日换药1次。适应于急性乳腺炎。（《单方验方》）

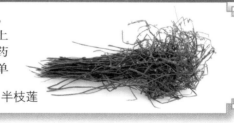

半枝莲

23.金钱草治急性乳腺炎

金钱草60克。捣烂，外敷患处，用纱布覆盖，胶布固定，每天3次。可清热解毒，治疗急性乳腺炎红肿疼痛。（《新医学》）

24.桦树皮治乳腺炎

桦树皮210克。剥去上层白皮，切碎，用10倍量水煎煮2小时；按此方法共煎2次，滤出药液合并浓缩至800毫升，加入白糖90克搅拌，再加水煎，过滤备用。每次50～100毫升，日服2次。可清热解毒消肿，治疗急性乳腺炎、急性扁桃体炎、肺炎、肾炎、牙周炎、尿路感染等。（《吉林医药杂志》）

25.当归煎治急性乳腺炎

当归60克。加水适量，煎2次，共取药液200毫升，每隔6小时服药1次，每次50毫升，分4次服完。每天1剂。可活血通瘀止痛，治疗急性乳腺炎。（《浙江中医杂志》）

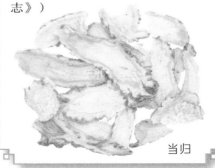

当归

26.威灵仙根治急性乳腺炎

鲜威灵仙根60克。洗净切碎，加水500毫升煎至300毫升，1日内分3次服，每天1剂。可通络止痛，用于急性乳腺炎。（《新医药学杂志》）

或威灵仙研末，以米醋调成糊状，贴敷患乳，治疗多例，一般1～3天即愈。（《浙江中医杂志》）

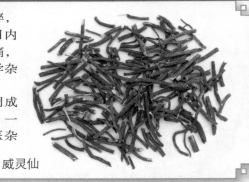

威灵仙

27.天花粉乳香治乳腺炎

天花粉33克，乳香3克。为末，每次温酒送服6克，每天2次。可清热活血消肿，治疗乳腺炎产后乳房硬肿疼痛。（《永类钤方》）

28.大叶白头翁蒲公英外敷治乳腺炎

大叶白头翁、蒲公英各等份。捣烂，外敷乳痈部位，覆盖并固定，每天3次。可清热解毒，消肿止痛。治疗乳痈初起者。（《重庆草药》）

13种偏方治疗乳腺增生

1.老鹳草治乳腺增生

老鹳草30～60克。当茶冲服或煎服，每日2～3次，每天1剂。30天为1个疗程。可活血通络，治疗乳腺增生。（《中医杂志》）

2.海带豆腐汤辅助治乳腺增生

海带30克，豆腐100克。煮沸，加佐料，饮汤食之。可软坚散结，常食用，可辅助治疗乳腺增生。

3.壁虎治乳腺增生

壁虎适量。焙干研末，装胶囊，每胶囊1克，每天3次，每次1粒。黄酒送服。可解毒散结，治疗乳腺增生。（《江苏中医》）

4.山楂橘饼茶辅助治乳腺增生

生山楂10克，橘饼7枚。沸水泡之，再加入蜂蜜1～2匙，当茶频食之。可活血化瘀，辅助治疗乳腺增生。

5.黑芝麻核桃仁蜂蜜治乳腺增生

黑芝麻10～15克，核桃仁5枚，蜂蜜1～2匙。将黑芝麻、核桃仁炒香，捣碎，加蜂蜜，开水冲食。常食之。辅助治疗乳腺增生。

6.绿豆粉鸭蛋清治乳腺增生

生绿豆250克。磨成粉，每次适量，用鸭蛋清调成糊状，敷患处并用胶布固定，日换1次，连用1周。治疗乳腺增生。

7.黄鳝食疗治乳腺增生

黄鳝2～3条，黑木耳3小朵，红枣10枚，生姜3片。添加佐料，如常法红烧食用。治疗乳腺增生，常食有效。

8.柴胡郁金煎治乳腺增生

柴胡15克，郁金30克，穿山甲12克，浙贝母12克。水煎2次，合并药液，早晚分服，每日1剂。可疏肝解郁，软坚散结，治疗乳腺增生。（《山东中医杂志》）

9.天门冬合欢花红枣茶治乳腺增生

天门冬15克，合欢花8克，红枣5枚。泡茶食之，加蜂蜜少许。治疗乳腺增生，常食有效。

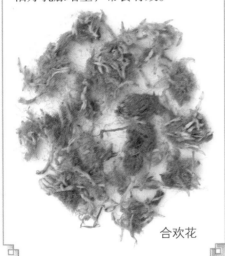

合欢花

10.侧柏叶橘核野菊花汤治乳腺增生

生侧柏叶30克，橘核15克，野菊花15克。水煎汤，饮用，每日1剂，常食有效。可清热散结，治疗乳腺增生。

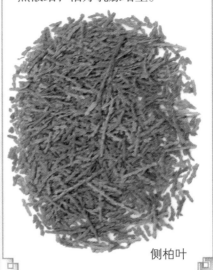

侧柏叶

11.仙人掌炒猪肝辅助治乳腺增生

仙人掌300克，猪肝250克，盐、葱姜、味精适量。将仙人掌去刺，削去外皮，切片；猪肝洗净煮熟切片，锅烧热，加调和油少许，放入葱姜，煸炒出香味，下入猪肝、仙人掌翻炒几下，然后调味即可。常食用，辅助治疗乳腺增生。

12.乳香煎治乳腺增生

炙乳香6克，青皮10克，昆布15克，贝母15克。水煎2次，滤出药液，每剂煎成50毫升药液，分2次服，每天1剂。每月服药20天，经期停服，治乳腺增生。（《北京医科大学学报》）

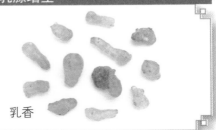

乳香

13.全蝎治乳腺增生

全蝎2只。用植物油炸焦，夹于馒头或糕点中，一日1次，7天为1个疗程，连用2个疗程，疗程间可休息2天。可通络散结，治疗乳腺增生。

全蝎、勾藤各9克，高丽参6克。研末，每次6克，每日2克。治高血压头痛。（《中药大辞典》）

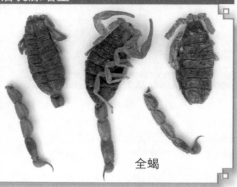

全蝎

14 种偏方治疗乳汁不下

1.猪蹄通草穿山甲汤治体虚乳汁不下

猪蹄1只，通草15克，穿山甲10克，甘草3克。先煎药物，滤出药液；猪蹄洗净剁成块，大火烧开放入猪蹄，去浮沫，倒入煎好的药液一同煮，直至猪蹄熟烂，吃肉饮汤。每天1剂。可补虚通乳下奶，治疗产后乳汁不下。（《杂病源流犀烛》）

2.穿山甲研末治乳汁不通

炮甲珠30克。研末，用热酒送服，每次3克，每日3次。可活血下乳，治疗乳汁不通。（《本草纲目》）

3.隔山消炖肉治乳汁不下

隔山消30克，猪瘦肉100克、盐。将猪肉洗净切块，用开水焯去浮沫，放入隔山消同煮至肉烂，加盐调味即可食用。每天1剂。可养阴补虚，通气下乳。治疗乳汁不下或不畅。（《陕西中草药》）

4.沙参炖猪肉治产后无乳

沙参12克，猪瘦肉100克。先煎猪肉洗净切块，加水煮沸去浮沫，放入沙参同煮至肉烂，挑去沙参，吃肉饮汤。可养阴补虚，治疗产后无乳。（《湖南药物志》）

5.漏芦散治乳汁不行

漏芦75克，瓜蒌10个（急火烧焦存性），蛇蜕10条（炙）。共为细末，每次服6克，温酒送服，每日4次。吃热汤以助之。可通络下乳，治疗血脉壅塞，乳汁不行，乳房胀痛或成痈肿。（《太平惠民和剂局方》）

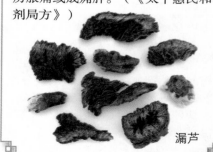

漏芦

6.当归黄芪炖猪蹄治气血亏虚型乳汁不下

当归30克，黄芪15克，猪蹄1个。先将猪蹄洗净剁成块，焯水去浮沫后，一同煮至猪蹄熟烂，调味食用。可补益气血，治疗产后气血亏虚，乳汁稀少不下。（《中药学》）

7.乌鸦治乳汁不下

乌鸦3只。宰杀洗净去内脏，切块。锅内加油烧热，倒入乌鸦块，翻炒，加水煮熟，调味食用。治疗乳汁不下。（《吉林中草药》）

8.白僵蚕治乳汁不下

白僵蚕适量。研末，每次服6克，热酒送服，每日3次。服药后用芝麻茶（3克）以助药效。治疗乳汁不下。（《经验后方》）

9.刺蒺藜治乳胀乳汁不行

刺蒺藜300克。炒黄研末，一天不限时，用面汤调糊服用。可行血下乳，治疗乳胀乳汁不行或肿块作痛。

10.王不留行穿山甲治乳汁不下

王不留行15克，穿山甲15克，瞿麦穗15克，麦门冬15克。共研细末，每次3克，热酒调下，每日3次。然后食用猪蹄汤少许，再用梳子梳理左、右乳30次，3次服药后都要梳理。可活血通乳，治疗乳汁不通。（《卫生宝鉴》）

11.地锦草炖猪蹄治乳汁不通

地锦草20克，猪蹄1只。将猪蹄洗净切块，煮沸去浮沫，地锦草用纱布包紧，一同煮至猪蹄烂熟，去除药包，加入甜酒60毫升。趁热食用。每天1剂。治疗乳汁不通。（《江西民间草药》）

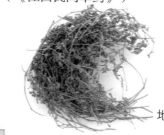

地锦草

12.猪蹄通草太子参汤治乳汁不下兼口渴

猪蹄1只，通草15克，太子参30克。先将猪蹄洗净剁成块，水烧开后入猪蹄，去浮沫，再入药物一同煮至肉烂，吃肉饮汤。每天1剂。可清补通乳，治疗乳汁不下口渴者。（《湖南药物志》）

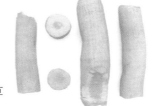

通草

13.三母散治乳汁不下

牡蛎45克，知母50克，贝母30克。共研细末，猪蹄1只，煎汤，调服药末，每次15克，每日1剂。（《汤液本草》）

14.薜荔果治乳汁不通

薜荔果2个，猪前蹄1只。先将猪前蹄洗净，煮熟，然后将薜荔果轧汁，同猪蹄汤搅匀，食肉饮汤汁。每日1剂。（《上海常用中草药》）

第十章

五官疾病效验小偏方124首

12 种偏方治疗麦粒肿

1.黄连治麦粒肿

黄连3克，人乳汁适量。把黄连放在容器内，然后将人乳汁挤入，以浸没药物为度。浸泡1日，滤出其汁，点搽患处，每日3～4次。

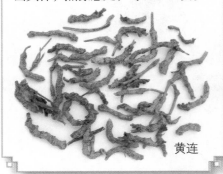

黄连

2.鱼腥草根治麦粒肿

鲜鱼腥草根1～2根（长约5厘米），鸡蛋2个。将鸡蛋圆顶部戳一小孔，把草根1根塞进蛋内，用胶布封闭小孔，将蛋煮或蒸熟，即可服用。根据食量大小，每日2次，每次1～2只，2天为1个疗程。反复发作者，可以增加服用次数与疗程。用治早期麦粒肿。（《中国中医药报》）

3.清解散治麦粒肿

全蝎3克，大黄1.5克，金银花9克，甘草1克。共研细末，每次服1克，早晚各服1次，白水送下。主治麦粒肿。

4.三黄汤治麦粒肿

黄连15克，黄芩15克，生大黄10～15克。水煎，每日1剂，一半内服，一半趁热熏蒸敷洗患处。用治麦粒肿羞明疼痛，眼内侧结膜充血、热痛。（《湖北中医杂志》）

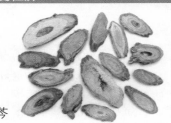

黄芩

5.芙蓉花薄荷叶治麦粒肿

芙蓉花、薄荷叶各5克。共捣烂，外敷患处，每日2～3次。用治麦粒肿。

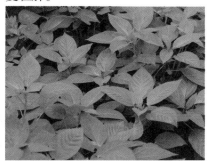

薄荷叶

6.丁枣丸治麦粒肿

先把公丁香7粒研成细粉，大枣1枚去核后与公丁香粉末拌匀，制成花生米般大小的药丸，装瓶备用。用时将药丸塞入患者鼻腔内（左眼塞右鼻腔，右眼塞左鼻腔），每日1粒。用治早期麦粒肿。（《四川中医》）

7.秦皮治麦粒肿

秦皮30克。水煎，熏洗患处，一天2次。治疗麦粒肿。（《陕西中草药》）

8.蒲公英熏洗治麦粒肿

蒲公英60克，金银花15克，菊花15克。浸泡30分钟，煎煮成药汁，趁热将药液倒入熏眼壶中熏疗患眼，每日2次，每次15分钟。熏后用0.3%氧氟沙星滴眼液点眼，每日3次。治早期麦粒肿。（《中国民间疗法》）

9.吴茱萸敷贴治麦粒肿

吴茱萸适量。研末，加醋调成糊状，敷贴双足涌泉穴。主治麦粒肿。（《验方大全》）

10.天花粉蒲公英治麦粒肿

天花粉、天南星、生地、蒲公英各等量。焙干后，研成细粉，用食醋和液体石蜡油调成膏状，经高压消毒后备用。用时，根据麦粒肿的大小，用不同量的膏剂，涂在纱布或胶布上敷贴局部，每日换药1次。主治麦粒肿。

11.决明子汤治麦粒肿

决明子30克。加水1000毫升，煎至400毫升，1次服下，每日1剂，小儿酌减。用治麦粒肿两眼睑浮肿，结膜轻度充血，羞明怕光。

12.天南星生地膏治麦粒肿

天南星、生地各等份，研细末。用蜂蜜调匀即成。外敷同侧太阳穴。主治麦粒肿。（《五官科秘方》）

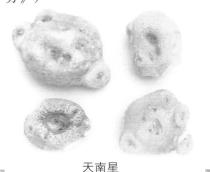

天南星

15 种偏方治疗结膜炎

1.清热汤治结膜炎

生栀子、炒苍耳子各60克，木贼草15克。共研为细末，日服3次，每次9克，儿童酌减，服药3~5天即获痊愈。用治结膜炎。（《家庭医学》）

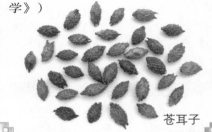

苍耳子

2.菊花黄连汤治结膜炎

白菊花10克，黄连3克。上药水煎后过滤备用。取药液待温度适宜时洗眼部。适用于治慢性结膜炎。（《中级医刊》）

3.地龙治结膜炎

地龙5条。洗净晒干，研细末，每晚临睡前以茶水服下6克。治疗结膜炎。（《太平圣惠方》）

4.决明子煎剂治结膜炎

决明子、菊花、蔓荆子各10克，木贼6克。水煎2次，混合后分上、下午服。每日1剂。治疗结膜炎。（《中药学》）

5.黄连龙胆草汤治结膜炎

黄连、龙胆草各9克。开水泡浓汁，用纱布蘸药汁，贴敷双眼上，每日2~3次。用治结膜炎。（《世医得效方》）

6.猪胰荸荠汤治急性结膜炎

猪胰子1具，洗净去衣膜；荸荠250克，去皮切片，同蝉蜕10克、蛇蜕6克一同入锅，加清水煨汤。饮汤食肉，每日1次。用治急性结膜炎后期目赤不退，甚至初起翳膜。

7.合欢花蒸猪肝治结膜炎

将合欢花10克用水浸泡半日，再把猪肝150克切片，同放入碗中，加盐，盖上盖，隔水蒸熟，吃猪肝。治结膜炎。（《中药大辞典》）

8.千里光治结膜炎

千里光60克。煎水，熏洗患处，每天3次。治疗急性结膜炎。（《江西民间草药》）

9.土黄连治急性结膜炎

土黄连60克。煎水，代茶饮。治疗结膜炎、口腔炎、咽喉炎。（《江西草药手册》）

10.茶叶水治结膜炎

茶叶20克用开水泡，药液趁热先熏后洗患眼，每日2次。适用于慢性结膜炎。（《中级医刊》）

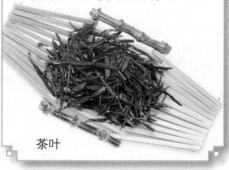

茶叶

11.千里光等中药熏洗治结膜炎

千里光、木贼各9克，金银花、陈艾叶各6克，花椒10粒。水煎，一日2次，每天1剂。也可煎沸，趁热倒入暖水瓶内，将患眼对准瓶口，利用药物热气熏蒸，待药液温度不高时，用消毒棉花或纱布蘸洗患眼。每日2次，每次约10分钟。用治结膜炎。

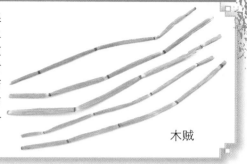

木贼

12.朴硝外洗治结膜炎

朴硝15克，豆腐500克。将朴硝置豆腐上蒸化，去豆腐，用蒸豆腐淋下的水洗眼睛。（《简便单方》）

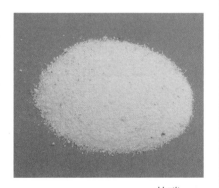

朴硝

13.蚂蟥治结膜炎

活蚂蟥3条，生蜂蜜6毫升。将活蚂蟥用清水洗干净，置于蜂蜜内，浸泡6小时后将浸液滤出，装入清洁瓶内备用。用时，取消毒小木棒蘸药液滴眼内，每日1次，每次1～2滴即可。用治结膜炎。（《家庭医学》）

14.马兰根治结膜炎

马兰鲜根60克。水煎内服，每日1剂。（《浙江民间常用草药》）

15.小画眉草治结膜炎

小画眉草30克。水煎内服，每日1剂。或水煎外洗。治疗结膜炎或角膜炎。（《宁夏中草药手册》）

14种偏方治疗口疮

1.可可粉治疗口腔溃疡

将可可粉和蜂蜜调成糊状，频频含咽，每日数次可治口腔炎及溃疡。（《偏方大全》）

2.白菜根治口腔溃疡

取白菜根60克，蒜苗15克，大枣10个，水煎服，每日1～2次，可治口腔溃疡。

3.冰硼散治口腔溃疡

冰片1.5克，朱砂1.8克，玄明粉、硼砂各15克。共研极细末，涂抹患处，每天5～6次。治疗口腔、咽喉新久肿痛溃烂等。（《外科正宗》）

4.木耳疗法治口腔溃疡

取白木耳、黑木耳、山楂各10克，水煎，喝汤吃木耳，每日1～2次，可治口腔溃疡。

5.云南白药治复发性口疮

用棉签蘸药粉涂敷于溃疡上，每日3～6次，连用3天可痊愈。

6.西瓜治口疮

将西瓜瓤榨汁。瓜汁含于口中，徐徐咽下，一天数次。可清热解毒，治疗口舌生疮，对高血压也有一定疗效。

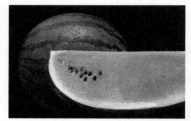

西瓜

7.萝卜藕汁治口腔糜烂

萝卜5个，鲜藕500克。共捣烂取汁。以汁漱口，每日数次，连用有效。可散瘀血，消积滞，除热毒。治疗口舌生疮、口腔溃烂有灼痛、口臭、便秘等。（《偏方大全》）

8.苦瓜治口腔溃疡

取鲜苦瓜160克（干品80克），开水冲泡，代茶饮。1日1剂。苦瓜清热解毒，一般连用3～5日可显效。

9.蜂蜜治口疮

将口腔洗漱干净，再用消毒棉签将蜂蜜涂于溃疡面上，15分钟后连口水一起咽下，一天可重复涂擦数遍。蜂蜜可清热解毒，促进组织再生，对工作劳累、熬夜之后火气上升所致口疮有奇效。

10.茄子末治小儿口疮

霜后紫茄子1个，切片晒干后研成细末。用消毒棉签蘸取适量抹于口中。茄子清热除湿，消肿止痛，主治小儿口疮。（《中国中医药报》）

11.蜂房枯矾治口腔炎

露蜂房30克，枯矾9克，香油适量。蜂房剪碎炒焦，同枯矾共研成细末。用香油调敷患处。清火攻毒，主治口腔炎。

12.野蔷薇治口腔溃疡

野蔷薇、野菊花、金银花各20克，生甘草6克。水煎煮成药汁150毫升左右，贮存备用。消毒棉签蘸此液轻轻擦拭口腔溃破处，也可将药水含在口中，5～6分钟后再吐去，每天数次，治疗口腔溃疡。（《本草纲目》）

13.萝卜芥菜籽治口腔溃疡

取白萝卜籽30克，芥菜籽30克，葱白15克，放一起捣烂，贴于足心，每日1次，可治口腔溃疡。

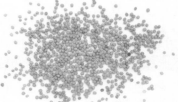

芥菜籽

14.绿豆茶叶治小儿口腔炎

绿豆30克，捣碎后加白糖30克、茶叶2克，开水浸泡半小时，代茶饮。每日3~5次。绿豆茶叶清热解毒凉血，主治小儿口腔炎。（《单方验方》）

另外，绿豆治疗腮腺炎。绿豆60克，白菜心2~3个。将绿豆煮熟，加入白菜心再煮20分钟，取汁顿服，每日1~2次。（《江西医药》）

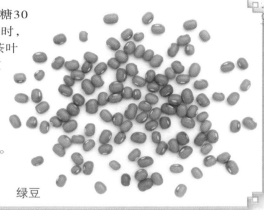

绿豆

9 种偏方治疗鼻出血

1.鲜生地煎剂治疗鼻出血

取鲜生地、鲜白茅根各30克，鲜芦根50克。将上药加水煎煮后去渣取汁，每日1剂，将此药液代茶频饮，一般可连服7~10天。可清热凉血、止血，治疗鼻出血。

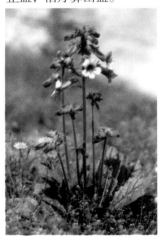

鲜生地

2.鲜小蓟墨旱莲煎剂治疗鼻出血

鲜小蓟30~60克，鲜墨旱莲30~60克，鲜大青叶30~60克，鲜茜根30克。将上药洗净切段放入锅内，加水浸过药面，煮沸后再煮5分钟左右，即可倒出药液，每日1剂，分2次服完。（《自我调养巧治病》）

3.冷水外敷治疗鼻出血

用冷水将毛巾浸湿或以毛巾包裹冰块，敷于患者鼻根及额部，以能耐受为度，反复数次。

4.大黄乌贼骨治鼻出血

大黄2份，乌贼骨1份。将大黄炒炭存性后同乌贼骨一块研为细末。用时取此粉3~5克，粘附于油纱条上，填塞患侧鼻腔。出血较少、部位明显者，隔日换药；出血较多、部位不明显者，可3天换药1次。

5.鲜青蒿治鼻出血

鲜青蒿适量。洗净，双手揉搓青蒿成团，出血时塞于鼻孔，或青蒿30克。煎水代茶饮，治疗鼻出血。（《新中医》）

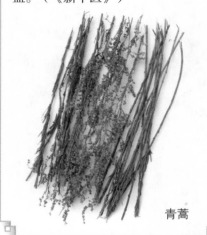

青蒿

6.紫珠治鼻出血

紫珠草适量。研末，内服每次2克，一日3次，饭后用蜂蜜或生鸡蛋清调服，连服3天。外用紫珠草粉末0.6克，用棉球蘸粉从鼻孔填塞出血处。可活血止血，清热解毒。治疗衄血，吐血，咯血，便血，崩漏，创伤出血，痈疽肿毒，喉痹等。（《福建中医药》）

7.藕节治鼻出血

藕节125克(小儿酌减)。煎汤代茶饮用，治疗鼻出血。（《湖北中医杂志》）

8.大黄止衄粉治鼻出血

大黄60克。研成粉，每次3克，每天4次，温开水送服。5天为1个疗程，儿童药量酌减。鼻出血时用消毒棉球蘸少量大黄粉在鼻腔局部用药，6小时1次。对出现恶心呕吐者，粳米粥汤送服，或装胶囊吞服。可泻热止血。治疗各种原因引起的鼻出血。（《上海中医杂志》）

9.血余炭治疗鼻出血不止

头发适量。烧成灰，用棉球蘸药涂抹鼻孔，患者立即能止血。

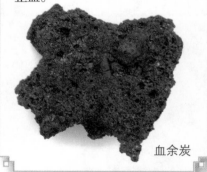

血余炭

10 种偏方治疗鼻炎

1.苍耳子汤治鼻炎

苍耳子9克，辛夷6克，白芷6克，葱白6克。水煎，早晚分服，每日1剂。可散风寒、通鼻窍，治疗鼻炎。（《中药学》）

2.泡桐花治鼻炎

泡桐花30克。水煎，放凉，用药液滴鼻、滴耳、滴眼，每天2~3次，分别可治疗鼻炎、外耳道炎、结膜炎。（《中药大辞典》）

3.翻白草地丁治慢性鼻炎

翻白草15克，地丁12克。水煎服，每天1剂。可治疗慢性鼻炎。（《中华本草精选本》）

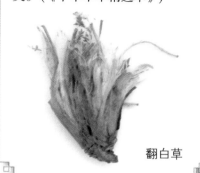

翻白草

4.麻黄附子细辛治过敏性鼻炎

麻黄6克，附子3克，细辛3克。煎汤内服，每日2次，每天1剂。治疗过敏性鼻炎。（《国医论坛》）

5.干丝瓜治疗鼻窦炎流脓涕

老干丝瓜2条。烧灰研末，每次服15克，每日早晨用开水送服。治疗鼻窦炎流臭鼻涕。

6.孩儿茶治疗鼻窦炎流脓涕

孩儿茶适量。研为细末，吹鼻，每日3次。可清热消肿排脓，主治鼻窦炎流脓涕。（《本草权度》）

7.鲜大蓟根治疗鼻窦炎兼热象

鲜大蓟根60克，鸡蛋3枚。加水同煮至蛋熟即可，吃蛋饮汤。每日1次，连服1周。具有润肺解毒，育阴功效。主治肺经有热引起的鼻窦炎、鼻出血等。

8.蜂蜜治鼻炎

蜂蜜适量。用蜂蜜涂于鼻腔患处，涂前先清洁鼻腔中的结痂及分泌物，早、晚各1次，治疗萎缩性鼻炎。（《中医杂志》）

169

9.辛夷花黄柏煎剂治鼻炎

辛夷花45克，黄柏150克。加水1500毫升，浸泡24小时，去渣过滤，滴鼻，每日3～4次，每次3～5滴。治疗鼻炎。

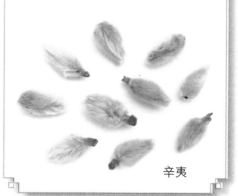

辛夷

10.芫花治慢性单纯性鼻炎

芫花30克，75%的酒精100毫升。将芫花切碎，浸泡在酒精中2周，过滤备用，用棉球浸吸药液2～3滴，外面再用消毒棉花包裹，塞于下鼻甲与鼻中隔之间，每日1次，每次1～2小时，5天1个疗程。孕妇忌用。治疗慢性单纯性鼻炎。（《临床科研资料选编》）

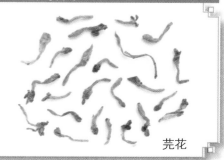

芫花

11 种偏方治疗中耳炎

1.地骨皮五倍子治中耳炎

　　地骨皮15克，五倍子0.3克。研末，少许，掺入耳中。治疗中耳炎耳聋、有脓水不止。（《圣济总录》）

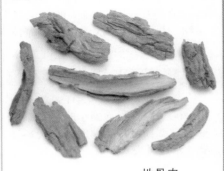

地骨皮

2.木鳖子治中耳炎

　　木鳖子3个。劈开，入香油适量煎至黑色，晾凉取油滴耳，早晚1次，每次3~4滴，滴完后扯耳轮活动几下。治疗中耳炎。（《山东中医杂志》）

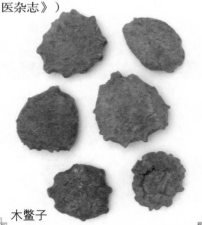

木鳖子

3.生半夏治急性中耳炎

　　生半夏30克，米醋250毫升。将半夏研末，溶于米酒中，浸泡1夜，取上清液滴耳。治疗急性中耳炎。（《黑龙江中医药》）

4.白矾猪胆汁治化脓性中耳炎

　　白矾15~20克，猪胆1个。将白矾装入猪胆内，放阴凉处晾干，取出白矾研末过筛备用。用双氧水冲洗患耳道，吹适量药物入耳中，每日1~2次。治疗化脓性中耳炎。（《单方验方》）

5.泥鳅外敷治急性中耳炎

　　泥鳅2条。将泥鳅捣烂，贴敷于耳周围。每天换1次，数日可愈。可消炎散肿。治疗急性中耳炎。（《偏方大全》）

6.土牛膝治急性中耳炎

　　鲜土牛膝适量。洗净，捣烂取汁，滴患耳，每次2~3滴，每天3次，治疗急性中耳炎。（《江西草药》）

7.石榴皮治化脓性中耳炎

　　石榴皮适量。炒焦研末，撒布耳内，每天1次，第2天清洗耳道，继续撒布1次。治疗化脓性中耳炎。（《山东医刊》）

8.玉簪叶治化脓性中耳炎

　　鲜玉簪叶适量。洗净，捣烂取汁滴耳。治疗耳中流脓。（《上海常用中草药》）

9.苦参黄柏散治化脓性中耳炎

苦参、黄柏各3克，冰片1克，枯矾2克。先将前二味烧炭，再与后二味共研为细末，一并放入烧开并冷却的麻油中调匀备用。用时滴入患耳内，每日2次，每次2～3滴。治疗化脓性中耳炎。（《单方验方》）

黄柏研末，入枯矾少许。外用治小儿脓疮。（《简便单方》）

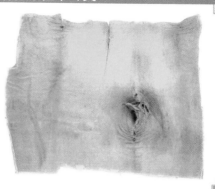

黄柏

10.柏子仁香油治小儿急性化脓性中耳炎

柏子仁10克。烘干研细末，加香油成稀糊状，将药油装入滴鼻净小瓶中。先用双氧水洗拭净患耳脓液，然后将药油滴入耳道内，早晚1次，每次3～4滴，滴完后扯耳轮活动几下，以使药油进入中耳。如有发热等并发症，则应给予退热或其他相应治疗。如无并发症，可单用上方。治疗小儿急性化脓性中耳炎。（《新中医》）

柏子仁、当归各500克。研细末，炼蜜为丸。每日3次，每次9克。治脱发。（《全展选编·皮肤科》）

11.石榴花治中耳炎

石榴花30克，冰片1.5克。将石榴花在瓦上焙干，研末，加入冰片调匀，撒布耳内，每日1次，连用3天。治疗中耳炎。（《江西草药手册》）

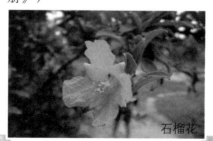

石榴花

10 种偏方治疗耳聋

1.黄酒炖乌鸡治老年耳聋

雄乌鸡1只，黄酒1000克。将乌鸡去毛洗净，加入黄酒大火烧开，改用文火再炖熟。食肉饮汤，每日1次。可滋补肝肾，治疗肾虚引起的耳聋或老人耳聋以及阳痿、小便频数。

2.石菖蒲猪腰粳米粥治耳聋

石菖蒲60克，猪腰1对，粳米100克，葱白适量。先煎石菖蒲，去渣取药液，将洗净去筋膜的猪腰、粳米、葱白一同煮熟，空腹时食用，每天1剂。治疗耳聋耳鸣。（《圣济总录》）

3.核桃仁治虚证耳聋

核桃仁5枚。晨起细嚼，徐徐咽下，常食用。可安神补脑。治疗虚证耳鸣、耳聋。（《常见病单方验方》）

4.硫黄雄黄治耳聋

硫黄、雄黄各等份。研末，用纱布包好，晚上睡觉时塞入耳中，每日1次。治疗耳聋。（《千金方》）

5.白鹅膏治耳卒聋

白鹅脂肪适量。灌耳，外用棉球塞之，每天1次。治疗耳卒聋。（《名医别录》）

6.石菖蒲巴豆治耳聋

石菖蒲1寸，巴豆（去皮）1粒。共捣烂，研末，分7份，用纱布包好，晚间睡觉时塞入耳中，天亮取出，每天1次。治疗耳聋。（《补缺肘后方》）

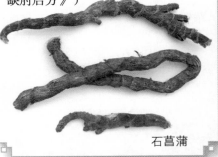

石菖蒲

7.磁石猪腰治久聋不愈

磁石30克，猪腰1个，葱姜、豆豉适量。将磁石打碎，用水淘去赤汁，纱布包裹，水煮1小时，去磁石，投入猪腰再煮熟，最后把调料放入即可。吃肉饮汤。可补肾，治疗久患耳聋。（《太平圣惠方》）

另：磁石15克，木通、菖蒲各150克。浸酒。常饮之，治耳鸣。（《圣济总录》）

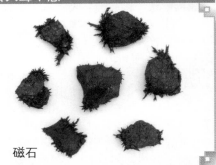

磁石

8.葛根治耳聋

葛根 30克。水煎，每日2次，每天1剂。治疗神经性耳聋。葛根具有扩张脑及内耳血管的作用，改善内耳循环，促进耳聋的治愈。（《中医杂志》）

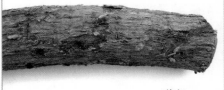

葛根

9.节菖蒲远志治耳聋

节菖蒲、远志各30克。水煎，分2次服用，每日1剂。可化湿开窍，治疗湿邪阻滞型耳聋。（《中草药手册》）

10.百合治耳聋

百合适量。研末，每次服6克，温水送服，每天2次。治疗耳聋、耳痛。（《千金方》）

另：百合、酸枣仁各15克，远志3克。水煎，治神经衰弱。（《新疆中草药》）

12 种偏方治疗咽喉肿痛

1.龙胆草治咽喉肿痛

鲜龙胆草适量。捣烂取汁，每天时时含漱。可清热泻火解毒，治疗咽喉肿痛。（《千金方》）

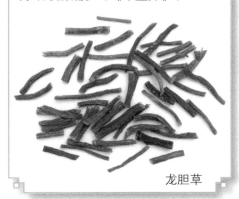

龙胆草

2.鸡蛋白糖治嗓子痛

鲜鸡蛋2个，冰糖15克，香油1小勺。将鸡蛋打破，浇上香油，一同打散，开水冲，盖上盖片刻，最后加入冰糖即可。空腹服食，一次食尽。可清咽润喉止渴。治嗓子疼痛、口渴者。（《偏方大全》）

3.生地玄参连翘治咽喉肿痛

生地、玄参各12克，连翘10克。水煎，每日2次，每天1剂。可凉血解毒，养阴生津，治疗咽喉肿痛，口干咽燥者。（《中药学》）

4.生地麦冬治阴虚咽痛

生地黄60克，麦冬30克，桔梗10克。水煎，每日2次，每天1剂。可清热养肺胃之阴，治疗阴虚咽喉肿痛，见口干便秘、虚热盗汗等。（《中药学》）

5.肉桂干姜甘草治虚寒阴火咽痛

肉桂、干姜、甘草各5克。研细末，将药末入碗中，用30毫升开水冲，再将碗放蒸笼上蒸10分钟。慢慢服用。治疗下焦虚寒，上焦有热，咽痛、虚喘汗出。（《外科全生集》）

6.薄荷桔梗生甘草僵蚕煎剂治咽喉肿痛

薄荷9克，桔梗6克，生甘草3克，僵蚕6克。水煎，每日2次，每天1剂。可疏散风热，宣肺。治疗风热壅盛，咽喉肿痛。（《喉科秘旨》）

7.大青叶升麻大黄生地黄治咽喉肿痛

大青叶、升麻、大黄各60克，生地黄90克。共为细末，将6克药末用开水煮片刻，去渣，温服，每天2次。可清热解毒，泻火。治疗咽喉肿痛。（《圣济总录》）

8.金银花桔梗煎剂治咽喉肿痛

金银花15克，桔梗、射干各9克，甘草6克。水煎，每日2次，每天1剂。可清热解毒利咽，治疗咽喉肿痛。

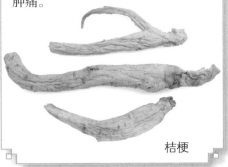

桔梗

9.板蓝根治咽喉肿痛

板蓝根30克。水煎，每日2次，每天1剂。可解毒利咽，治疗咽喉肿痛。亦可选用板蓝根冲剂内服，每次1包，每天3次。（《中药学》）

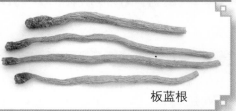

板蓝根

10.鸭跖草治咽喉肿痛

鲜鸭跖草60克。洗净捣烂取汁，频频含服。可清热解毒，治疗咽喉肿痛。（《江西草药》）

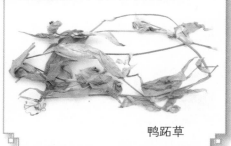

鸭跖草

11.蚤休治喉痹

蚤休适量。研末，每次冲服0.6克，每天2次。可清热解毒，治疗喉痹肿痛。（《浙江民间草药》）

12.露蜂房治小儿喉痹肿痛

露蜂房适量。烧灰研末，每次3克以乳汁调服。每天2次。治疗小儿喉痹肿痛。（《食医心镜》）

露蜂房烧存性，研末，以酒少许调，噙漱之。治风热牙痛肿。（《十便良方》）

12 种偏方治疗扁桃体炎

1.穿心莲治扁桃体炎

穿心莲适量。研末，每次6克，开水冲服，服用时调入适量蜂蜜，每天2次，治疗扁桃体炎、口腔炎。（《福建中草药》）

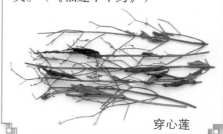

穿心莲

2.红芽大戟治扁桃体炎

红芽大戟1.5～3克。水煎含漱，徐徐咽下。治疗扁桃体炎。（《中草药新医疗法处方集》）

3.橄榄明矾治扁桃体炎

橄榄12个，明矾1.5克。先将橄榄用冷开水洗干净，用刀将每个橄榄剖5条纵纹，将明矾研末掺入纵纹内，每1～2小时吃2个橄榄，细嚼慢吞，有痰吐痰，无痰将汁咽下，吐出橄榄渣以免妨碍消化。治疗咽喉肿痛、小儿扁桃体炎有较好疗效。

4.青果萝卜治小儿扁桃体炎

青果(橄榄)25克，萝卜1个，白糖适量。将萝卜洗净切片，与青果一同放砂锅内浸泡，然后煎煮，服时加白糖调味。本方能有效地防治小儿扁桃体炎。（《王氏医案》）

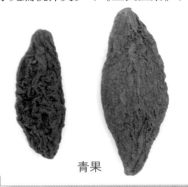

青果

5.千里光羊蹄草煎剂治扁桃体炎

千里光12克，羊蹄草9克，射干6克，甘草3克。水煎，每日2次，每天1剂。治疗扁桃体炎。（《广西中医药》）

6.金银花煎剂治扁桃体炎

金银花30克，山豆根15克，甘草6克，硼砂1.5克。前三味药煎煮，冲服硼砂，每日2次，每天1剂。治疗扁桃体炎。（《湖北中医杂志》）

7.金莲花茶叶泡服治小儿扁桃体炎

金莲花、茶叶各6克。沸水冲泡，代茶饮。本方对小儿扁桃体炎有效。（《河北中药手册》）

8.一枝黄花治扁桃体炎

一枝黄花9～30克。水煎内服，每日1剂。治疗扁桃体炎，咽喉肿痛，感冒。（《上海常用中草药》）

9.清热解毒合剂治扁桃体炎

玄参10克，生石膏25克，板蓝根15克，儿茶5克。先将儿茶用纱布包紧，与其他药投入药锅，水煎2次，去渣合并药液，再煎10分钟，药液稠浓即可（约50毫升），日服2次，每日1剂。可凉血解毒，清咽利膈，收敛去腐。治疗扁桃体炎。（北京中医学院东直门医院儿科方）

10.胖大海甘草泡水治急性扁桃体炎

胖大海4枚，甘草3克，冰糖适量。将胖大海、甘草洗净放入碗内，冲入沸水，加盖闷半小时左右，加入冰糖适量调味，慢慢饮用。隔4小时再泡1次，每天2次。治疗急性扁桃体炎。（《浙江中医杂志》）

11.万年青根治疗治扁桃体炎

万年青根适量。研末，每次服6克，用薄荷15克煎浓汤送服。每天2次。治疗扁桃体炎。（《江西草药》）

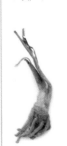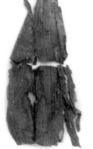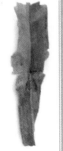

万年青

12.了哥王根治扁桃体炎

了哥王根白皮6克。水煎2次，去药渣，药液分2次服用。每日1剂。治疗扁桃体炎，肺炎，支气管炎。（《浙江民间常用草药》）

19 种偏方治疗牙痛

1.红芽大戟治牙痛

红芽大戟适量。咬于牙痛处，大约10分钟。治疗牙痛。（《中药大辞典》）

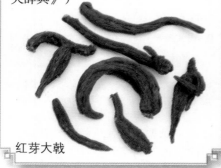

红芽大戟

2.大蒜治牙质过敏牙痛

大蒜适量。在火上烧热，迅速放置牙痛部位，压上几分钟。治疗过敏性牙痛、牙髓炎、牙周炎和牙痛等。（《湖南科技情报资料》）

3.大青叶治胃火牙痛

大青叶60克，鸡蛋2个。先煎大青叶，去渣取药液，放入鸡蛋煮熟，吃蛋饮汤。治疗胃火牙痛。（《江西民间草药验方》）

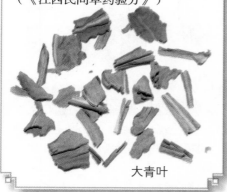

大青叶

4.生姜治牙痛

生姜1片。牙疼的时候可以切生姜咬在痛处，必要的时候可以重复使用，睡觉的时候含在口里也无妨。本方安全可靠。

5.白酒加食盐治牙痛

白酒100克，食盐10克。放入茶缸里搅拌，等盐溶化之后放在炉火上烧开。含上一口在疼痛的地方，不要咽下去。治疗牙痛特效。

6.鸭蛋牡蛎肉粥治虚火牙痛

咸鸭蛋2个，干牡蛎肉100克，大米适量。将鸭蛋打碎，三者同煲粥，连吃2～3天。治疗牙痛而牙龈红肿不甚的虚火牙痛。《医林纂要》

7.石膏升麻黄连治胃火牙痛

生石膏30克，升麻15克，黄连6克。水煎，一日2次，每天1剂。可清热解毒，治疗胃火牙痛。（《外科正宗》）

8.白芷冰片治牙痛

白芷60克，冰片0.6克。共研细末以少许置入鼻前庭，均匀吸入。治疗牙痛、三叉神经痛、头痛。（《中草药新医疗法展览资料选编》）

9.核桃树根治牙龈肿痛

核桃树根100克（干品减半）。加水适量，浓煎、候温，含漱15分钟后吐掉，每日3次或多次。治疗牙龈肿痛。轻者1日治愈，重者3日可愈。（《重庆草药》）

10.荜茇细辛治牙痛

荜茇、细辛各等份。研末，每用3克，水煎数十沸，热汤含漱，10分钟后吐掉。可温里止痛，治疗牙痛遇冷痛甚者。

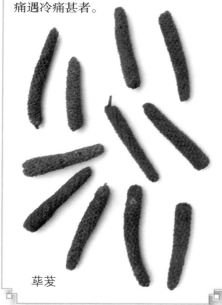

荜茇

11.丁香油治虫蛀牙痛

丁香油少许。以棉球蘸丁香油，嵌入蛀孔内。3个小时后取出，每日2次。治疗虫蛀牙痛（非炎症性牙痛）。（《中药大辞典》）

12.两面针根治牙痛

两面针根9～15克。水煎服；或研成粉，每次3克，水冲服。（《常用中草药手册》）

两面针120克，了哥王30克。加入75%酒精500毫升浸泡，用棉球蘸药水塞入患处。（《中草药新医疗法处方集》）

13.荜茇胡椒治龋齿牙痛

荜茇、胡椒各等份。研末，米汤调为丸，如黄豆大，牙痛时，用1丸塞于龋齿孔中。可止痛，治疗龋齿牙痛。（《圣济总录》）

14.三颗针治牙痛

三颗针15～30克，鲜品加倍。水煎内服；可研末、泡酒。外用：研末撒患处。（《四川中医志》）

15.野葡萄治牙痛

野葡萄30～60克。水煎内服每日1剂；或捣烂外敷。浸酒或炖肉食用，亦可除风湿，通络。治疗风湿关节炎。（《中药大辞典》）

16.大狗尾草根治牙痛

大狗尾草根30克。水煎去渣，加入鸡蛋2个，煮熟，服汤食蛋。每日1剂。（《江西草药》）

17.大叶白头翁桂花根治牙痛

大叶白头翁60克，桂花根60克。水煎内服，每日1剂。治疗寒性牙痛，遇凉水，冷风加重者。（《重庆草药》）

18.大叶花椒茎叶治牙痛

大叶花椒茎叶少许。牙痛时含漱痛处，津液咽下，直至无味时吐出药渣。

19.无寿菊治牙痛

无寿菊15克。水煎内服。治疗牙痛，目赤。（《昆明民间常用草药》）

第十一章

皮肤及体表疾病效验小偏方219首

15 种偏方治疗带状疱疹

1.大蓟小蓟牛奶治带状疱疹

大蓟、小蓟等量，牛奶适量。将药物浸泡牛奶中，泡软后，捣烂成膏，涂抹患处。治疗带状疱疹。（《内蒙古中草药新医疗法资料选编》）

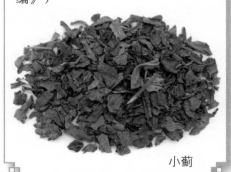

小蓟

2.青柿果治带状疱疹

白露前后7天内的青柿果适量。榨烂浸泡于等量的清水中，3天后滤出柿果液。外涂患处，每日3次。治疗带状疱疹。（《单方验方》）

3.仙人掌治带状疱疹

仙人掌适量，糯米粉若干。捣烂调匀。外敷，每日2次。治疗带状疱疹。（《江西中医药》）

4.蜂房治带状疱疹

蜂房、雄黄各9克，冰片3克，大枣（去核焙黄）5枚。研末，香油调。涂患处。治疗带状疱疹。（《民族医药报》）

5.冰片酒精液治带状疱疹

冰片50克，75%酒精100毫升。将冰片放入酒精中，搅拌溶化，外擦患处。治带状疱疹、烫伤、肿瘤转移等造成的剧痛。（《一味妙方》）

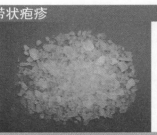

冰片

6.马钱子治带状疱疹

马钱子末适量。醋调匀,涂抹患处,每日3次。治疗带状疱疹。(《新医学》)

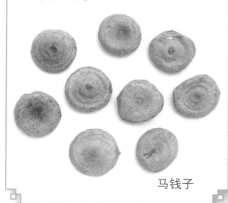

马钱子

7.地龙糖浆治带状疱疹

鲜地龙加入等量白糖,取浸渍液外敷,日3~5次。可通经活络,润肤生肌。治带状疱疹、表浅的溃疡。(《中医杂志》)

8.菟丝子膏治带状疱疹

菟丝子适量。焙干研末,小麻油调膏。外涂,每日2次。可柔润肌肤,收敛止痛。治疗带状疱疹。(《中医民间疗法》)

9.龙韭液治带状疱疹

活地龙20克,鲜韭菜根30克。捣烂,香油拌匀外涂,每日2次,可清热凉血、解毒止痛。治带状疱疹。(《偏方大全》)

10.明矾治带状疱疹

明矾10克,琥珀末3克,冰片4克,蜈蚣2条(焙干研末)。共为细末,鸡蛋清调糊。外涂,一日数次。治带状疱疹。(《单方验方》)

11.寒水石研末治带状疱疹

寒水石30克,地榆15克,大黄15克,冰片3克。研细末,用香油调匀,涂抹患处。治疗带状疱疹疗效显著。(《中国中西医结合外科杂志》)

12.芒硝治带状疱疹

芒硝100克。开水冲,溶解,用热毛巾蘸药液外敷患处。水凉后再加热,反复3次,直至皮肤发红。治疗带状疱疹、丹毒。(《中药大辞典》)

179

13.乌蔹莓冰片治带状疱疹

鲜乌蔹莓适量,冰片1克。乌蔹莓洗净,晾干,捣碎,加冰片溶化,涂擦患处,每日4次。(《草药偏方》)

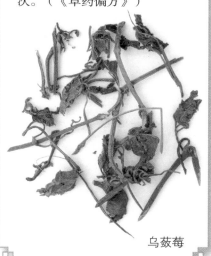

乌蔹莓

14.海金沙茎叶治带状疱疹

鲜海金沙茎叶。捣烂,加适量烧酒,调敷患处,每日1次。可清热解毒。治带状疱疹。(《浙江中医杂志》)

15.王不留行治带状疱疹

王不留行适量。炒黄研面，用麻油将药物调糊，每日2次，外敷。如疱疹已破溃，可将药末直接撒布于溃烂处。（《中华临床医药杂志》）

王不留行30克，蒲公英、瓜蒌仁各15克，当归梢9克。以酒煎每日1剂。可清热活血通络，治乳痈初起肿痛。（《本草汇言》）

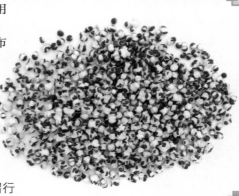

炒王不留行

11 种偏方治疗疣

1.苍耳子酊治寻常疣

苍耳子10克，75％酒精500毫升。将苍耳子浸泡在酒精中，密闭7天后，外涂，一日数次，治寻常疣、扁平疣。（《新中医》）

2.三七粉治寻常疣

三七粉适量。每服2克，每日2次。治寻常疣。（《中医杂志》）

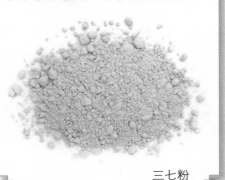

三七粉

3.水晶膏治疣

糯米500克，石灰1500克。二者水泡1天，取出捣膏，点涂患处，每日3次。治色素痣、疣、鸡眼。

4.丝瓜花治疣

鲜丝瓜花5朵，食盐少许。和匀捣烂，涂擦疣体，以发热为度，多擦效果更好，水分干后弃去。可作为治疗扁平疣的简便方。

5.苦瓜治面部扁平疣

鲜苦瓜100克。去籽，加入酸菜水泡1周，切碎，花生油爆炒食用，每日2次，连食15天。治扁平疣。

6.生南星治扁平疣

生南星适量。研末醋调。涂疣，是治疗扁平疣的有效验方。（《草药偏方》）

7.鸦胆子治疣

鸦胆子100克捣烂，75%酒精适量。将药物浸泡1周后，取药液外擦患处，每日2次。治扁平疣。（《中医外科学》）

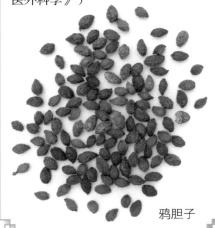

鸦胆子

8.薏苡仁治扁平疣

生薏苡仁适量。粉碎。每次服用15克，每日2次。1个月为1个疗程。治疗扁平疣。（《四川中医》）

9.鸡内金治扁平疣

鸡内金20克。研末，加水100毫升泡2天，涂搽患处，每日5～6次。治扁平疣。（《皮肤病中药外用制剂》）

10.嫩茄子治寻常疣

嫩茄子适量。将患部用热水洗泡20分钟，然后用掰开的嫩茄子（最好是茄包），往疣体上搓，先轻后重，每日数次。此方用于寻常疣。（《草药偏方》

11.骨碎补酒治传染性软疣

骨碎补200克，75%酒精500毫升。泡两天后，去渣取药液，外涂，每日2次。治传染性软疣、白癜风。（《山东中医杂志》）

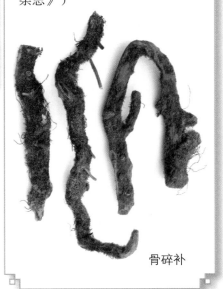

骨碎补

12 种偏方治疗脓疱疮

1.黑芝麻治脓疱疮

黑芝麻适量。捣碎，外敷患处。治疗脓疱疮、疔肿、脓疮溃后疮不敛。（《普济方》）

2.花椒治脓疱疮

花椒末、米醋各适量，白酒少许。搅匀后涂搽疮疡面，每日3次。治小儿黄水疮。（《单方验方》）

3.蚕茧治脓疱疮

蚕茧30克，白矾15克。将蚕茧同白矾一起锤碎，以炭火烧白矾汁尽，取出研末，外涂抹患处，治脓疱疮、烫伤。（《小儿痘疹方论》）

白矾

4.马齿苋治多年恶疮久不愈

鲜马齿苋适量。捣烂取汁，煎煮后，用药液涂抹。可清热解毒，治疗多年恶疮久不愈合。（《千金方》）

5.灯笼草治天疱疮

鲜灯笼草30克。水煎外洗，以淡盐水洗净患处，每日3次。（《生草药手册》）

6.云南白药治脓疱疮

云南白药粉适量。洗净患处、擦干，挑破水疱，将药粉涂撒于患处。每日2次。（《单方验方》）

7.苦杏仁治脓疱疮

苦杏仁60克，轻粉1克，香油适量。将杏仁去皮捣碎如膏状，入轻粉、香油调糊。以淡盐水洗净污痂，外敷，每日1次。治疗脓疱疮、诸疮肿痛。忌搔抓患处。（《本草纲目》）

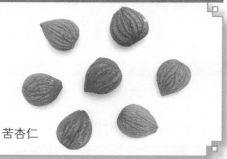

苦杏仁

8.黄连软膏治脓疱疮

黄连3克。研末，加凡士林15克，混匀，外敷。可清热解毒，消肿止痛。治脓疱疮（黄水疮）、水疱湿疮、单纯性疱疹（火燎疮）、带状疱疹及皮肤烫烧伤。（《赵炳南临床经验集》）

9.葡萄藤治脓疱疮

葡萄藤嫩枝（带叶）2000克。切碎，水煎将药汁浓缩为糊，待略温时加入枯矾末50克及冰片末10克，搅匀。淡盐水清洗疮口后，外敷，每日2次。（《单方验方》）

10.菱角壳治脓疱疮

陈年菱角壳适量。煅烧成炭，研末，麻油调匀。涂患处，每日2～3次。（《医宗汇编》）

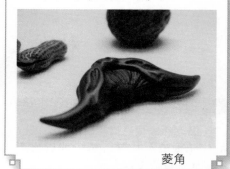

菱角

11.金银花治一切痈疮

金银花30克，甘草10克。水煎煮，每日2次，每天1剂。可清热解毒，治疗一切内外痈疮及痱子合并感染。（《医学心悟》）

12.玉容膏治脓疱疮

芙蓉叶适量。研末，凡士林加热熔化，1：4调匀，外敷，每日2～3次。可清热凉血。治疮疖、丹毒、脓疱疮等。（《一味妙方》）

15 种偏方治疗疖

1.红叶治疖

落霜红叶晒干研末，以2：3与凡士林拌均匀。外敷后以消毒纱布外盖，日2次，至痊愈。可清热解毒，消肿散瘀。治蜂窝织炎、疖肿。（《浙江中医杂志》）

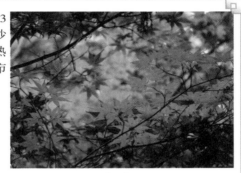

红叶

2.鲜凤仙花治小儿热疖

鲜凤仙花适量。杵烂，外敷红肿处，一日换药3次，保持湿润。治小儿热疖。化脓、溃破者忌用。

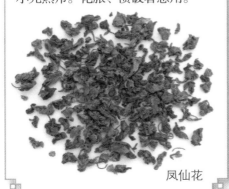

凤仙花

3.蒲公英治疖

蒲公英适量。研末，75%酒精（或白酒）调糊，外敷，每日2次。（《本草纲目》）

4.藤黄酒治疖

藤黄15克，75%酒精100毫升。打碎，浸泡1周。蘸药液外擦，一日2～3次。可解毒消肿。治疖。（《中医外治杂志》）

5.生葱治疖肿

蜂蜜、生葱各适量。将葱捣泥用蜂蜜调匀，外敷患处，每日2次。治疖肿。（《单方验方》）

6.鲜透骨草泥外敷治疖

鲜透骨草60克。捣烂成泥，外敷。可治疮疖痈肿、风湿性关节炎、蛇虫咬伤。（《一味妙方》）

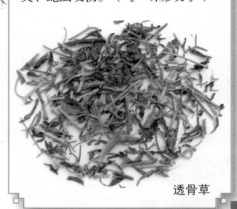

透骨草

7.败酱草膏治疖

败酱草5000克。煎煮3小时后过滤，再煎煮浓缩成膏，加蜜等量。口服，每次6克，每日2次。可清热解毒，除湿消肿。治毛囊炎、疖等化脓性皮肤病、肛门疾病（痔、瘘等）。（《浙江中医杂志》）

8.红糖绿豆沙治小儿暑热生疮疖

绿豆50克。煮烂，碾碎如泥，以文火煮至无汤，加红糖调味。食之。可清暑解毒。治小儿暑热生疮疖。（《偏方大全》）

9.米醋调乳没治外科炎症

乳香末、没药末各6克，米醋250毫升。将醋煮沸，与药末搅匀，随搅随下淀粉，成糊状后倒在牛皮纸上涂抹。糊的厚度约1厘米。温热敷，纱布固定。可消瘀解毒。用治疖、痈、蜂窝织炎、丹毒、疖腮、乳腺炎等急性外科炎症。

10.大黄治疖

生大黄、冰片各10克，75%酒精（或白酒）100毫升。将大黄砍成小块，同冰片一起浸泡于酒精中，1日后蘸药液外搽疖肿患处，每日3次。（《本草纲目》）

11.白蔹治疖

白蔹适量。研末，加75%酒精（或白酒）调成稠糊状，外敷，每日2次。

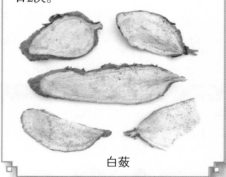

白蔹

12.僵蚕研末治疖肿

僵蚕200克。研粉，每次10克，每日2次，用温开水冲服，待局部疖肿消退后，继续服药1周巩固疗效。可疏散风热，化痰散结。治多发性疖肿。（《广西中医药》）

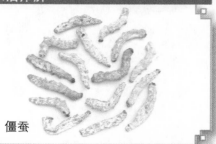

僵蚕

13.荞麦面治疮疖无名肿毒

荞麦面适量。炒黄，用米醋调糊。涂于患处。早晚更换。可消炎，消肿，治疮疖毒、丹毒、无名肿毒。

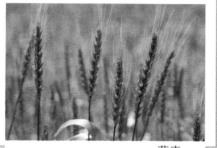

荞麦

14.鱼腥草治疖

鱼腥草100克，蜂蜜15克。将鱼腥草晒干研末，蜂蜜和匀，外敷，每日2次。治疖肿。（《江西民间草药》）

15.金银花甘草饮治热疖

金银花30克，生甘草10克，绿豆30克。水煎2次，去渣混合药液，当茶饮，每日1剂，连服3～5日。（《本草纲目》）

金银花（鲜品连茎叶）捣汁，煎煮3～5分钟，分2次内服。治一切肿毒。（《积善堂经验方》）

24 种偏方治疗癣

1.白矾治头癣

白矾9克，铜绿30克，乳香、没药各15克。共研细末，用猪油调涂患处，每日2次。（《单方验方》）

2.川楝子膏治头癣

川楝子适量。焙焦黄，捣碎研末，用猪油调匀，外涂患处。治疗头癣、秃疮。（《中药学》）

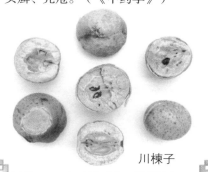

川楝子

3.雄黄治癣

雄黄15克。研末，猪胆汁调匀。先用消毒纱布将癣擦伤，药涂患处，每日2次。治头癣、体癣。（《千金翼方》）

4.木鳖子治癣

木鳖子3克，醋10毫升。将木鳖子去壳，蘸醋在粗瓷器上（如碗底）磨取汁，用棉棒蘸药液涂抹患处，每日1～2次。治头癣、体癣、经久不愈的顽癣。（《中医杂志》）

5.苦参膏治癣

苦参6克，凡士林24克。将苦参研末，与凡士林调匀。外敷局部。可祛湿、杀虫、止痒。治牛皮癣静止期、股癣、皮肤瘙痒症、阴囊湿疹、阴痒。（《赵炳南临床经验集》）

6.巴豆治癣

巴豆3粒。捣烂如泥，用消毒纱布包裹，涂擦患处，每日2次。（《秘传经验方》）

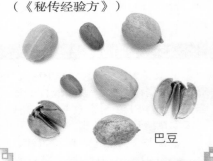

巴豆

7.硫黄雄黄膏治头癣

硫黄60克，雄黄30克。研细末，调猪油成膏，涂抹患处，每日1次。治头癣。（《单方验方》）

8.丝瓜叶汁治癣

嫩丝瓜叶适量。捣泥绞汁，涂患处，日1或2次。治癣、痱子、疖肿等。（《摄生众妙方》）

9.胡桃壳治疥癣

胡桃壳60克。捣碎煎煮，外洗，每日2次。治疗疥癣。（《中草药手册》）

10.椿白皮治疥癣

椿白皮适量。煎水洗患处，每天2次。可燥湿杀虫，治疗疥癣。（《陕西中草药》）

11.蜂房治头癣

蜂房1个，蜈蚣2条，明矾适量。将明矾研末，入蜂房孔中，连同蜈蚣文火烤焦，共研末，麻油调匀。外擦，每天2次。治疗头癣。

12.桑皮汁搽剂治癣

在桑树杆上划一深痕，取流出的白色液汁涂搽患处，每日2次，10天为1个疗程。可清热解毒。治癣（包括足癣、手癣、体癣、股癣等）。（《浙江中医杂志》）

13.石榴皮治牛皮癣

将石榴皮液挤出，蘸明矾末涂擦患处。一日数次。可散瘀，抑菌。治牛皮癣及皮肤癣。（《中药大辞典》）

14.大风子散治癣疮瘙痒不已

大风子肉9克，硫黄6克，雄黄6克，枯矾3克。共为细末，菜油调糊，涂抹患处，每天2次。治疗癣疮瘙痒不已。（《血证论》）

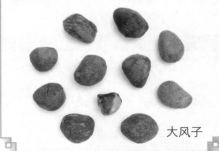

大风子

15.蜈蚣乌梢蛇治风癣

蜈蚣30克，乌梢蛇60克。共焙干研末，体质强壮者服3克，体质虚弱者服1.5克，每日2次，开水送服。治疗风癣。（《江苏中医》）

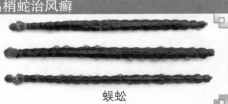

蜈蚣

16.枯矾松香治头癣

枯矾60克，松香90克，猪板油25克。松香研末用猪板油包裹，松木柴点燃板油，溶化滴下冷却后，加入枯矾末调匀。涂患处，可清热解毒、燥湿。用治头癣。禁食辛辣发物。

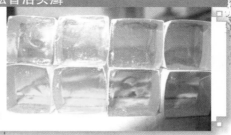

松香

17.雄黄蛇床子治体癣

雄黄、蛇床子等份。研细末，用猪油调匀。用药前先将局部清洗干净，外敷药膏。每天2次。治疗遍身体癣。（《姜月峰家藏方》）

18.土大黄治体癣

土大黄适量。用石灰水浸泡2小时，捞出，再蘸醋磨患处。每日2～3次。治疗体癣。（《湖南药物志》）

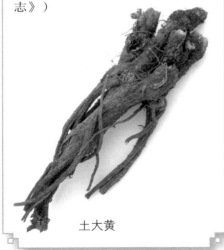

土大黄

19.椰子壳治癣

椰子壳200克。水煎煮，连续2次，去渣药液合并，小火熬膏，涂抹患处，每日2次，治疗癣。（《本草纲目拾遗》）

20.皂角治风癣、疥癣

皂角20条。去皮、子、弦，水煎煮2次，滤出药液，小火再慢慢熬膏，涂敷患处，数次便愈。治风癣、疥癣。

21.未熟核桃治诸癣

绿核桃（白露节前摘）去皮，趁湿用力涂擦癣疮，每日3～5次。或将绿核桃皮剥下晒干，煎水擦洗患部。可祛腐生肌。用治各种癣。（《偏方大全》）

22.松针治顽癣

松针30克，轻粉9克，樟脑9克。将松针焯黑，与其他两味药一同研末，患处湿者干撒，燥者用油调敷，如痒甚者，用米醋调敷。每天2次。治疗顽癣。（《外科正宗》）

23.丁香治癣

丁香15克，75%酒精100毫升。将药物浸泡酒精中48小时后去渣，外擦患处，每天3次。治疗癣。（《中华皮肤科》）

24.乌梅治牛皮癣

乌梅2500克。水煎去核，浓缩成500克药膏。每次服9克，每日3次。治疗牛皮癣。（《新医药研究》）

20 种偏方治疗蛇咬、蜂蜇伤

1.三七叶治黄蜂蜇伤

鲜景天三七叶适量。捣烂，外敷患处。治黄蜂蜇伤。（《浙江中医杂志》）

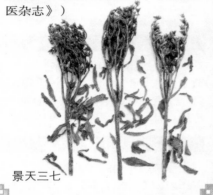

景天三七

2.大蒜治蜈蚣咬伤

新鲜独头大蒜1枚。切开外擦，每小时1次，每次10～15分钟。治蜈蚣咬伤。（《新中医》）

3.野菊花治蚊虫叮咬

野菊花15克。水煎10分钟，外洗，并以蒸野菊花热敷10分钟。治蚊虫叮咬。（《中国民间疗法》）

4.马齿苋治虫蛇咬伤

鲜马齿苋适量。洗净捣烂，外敷，每日3次。可清热解毒，治各种蛇咬伤、蜈蚣所伤。（《肘后方》）

5.蜈蚣白芷治蛇咬伤

蜈蚣3条，白芷30克，雄黄15克，樟脑9克。研为极细末，用香油调匀，涂抹患处，每日3～4次。治疗蛇咬伤。（《洞天奥旨》）

6.天南星方治毒蛇咬伤

天南星5克，磨细加食醋10毫升，大面积外涂，每日2～3次。治毒蛇咬伤。（《四川中医》）

7.癞蛤蟆治狂犬咬伤

癞蛤蟆3个。煮熟食肉。治狂犬咬伤。（《北户录》）

8.辣椒粉治狗咬伤

辣椒粉适量。外撒患处，每日1次。治狗咬伤。（《黑龙江中医药》）

9.红薯叶治蜈蚣咬伤

红薯叶适量。滚水烫软，敷盖伤处，每日3次。治蜈蚣咬伤。（《中医杂志》）

10.羊乳治蜘蛛咬伤

新鲜羊乳外涂。治蜘蛛咬伤。（《中国民间小单方》）

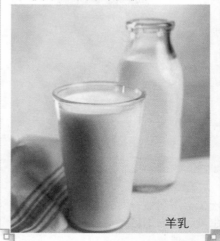

羊乳

11.杏仁雄黄治狗咬伤口已溃

鲜杏仁适量。捣泥，加等量雄黄和匀，外敷患处。治狗咬伤口已溃。（《常见药用食物》）

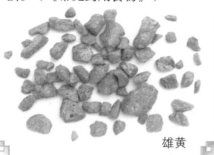

雄黄

12.白矾治蛇咬伤

白矾适量。用火烧化，滴于伤口处。治蛇咬伤。（《肘后方》）

13.半边莲治毒蛇咬伤

①半边莲30克，白酒100毫升。浸泡，药液外擦患处。②鲜半边莲60克。捣烂取汁，加甜酒1两调服，并盖被助发汗，病较重者一日2次内服。再用药渣外敷。清热解毒，治疗毒蛇咬伤。（《江西民间草药验方》）

14.雪山一枝蒿治毒虫咬伤

雪山一枝蒿15克，白酒500克。浸泡10天，外擦患处。每天2次。治疗毒蛇、毒虫咬伤、跌打损伤。（《中药大辞典》）

15.蚤休治蛇咬伤

蚤休6克。研末，开水送服，每日3次；另用鲜蚤休洗净捣烂，用江米甜酒调，外敷患处。可清热解毒，治疗蛇咬伤。（《浙江民间常用草药》）

16.蒲公英治蜂蜇肿痛

蒲公英适量。捣烂，外敷，每日2次。可清热解毒，治疗蜂蜇肿毒、恶疮、化脓性感染。（《救急方》）

17.白花蛇舌草治毒蛇咬伤

白花蛇舌草60克。洗净捣烂取汁内服；或煎服，药渣外敷患处。可清热解毒，治疗毒蛇咬伤。（《福建中草药》）

18.鲜地锦草治蛇咬伤

鲜地锦草适量。洗净捣烂，外敷患处，每日3次。可清热解毒，治疗蛇咬伤。（《湖南药物志》）

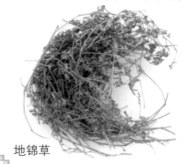

地锦草

19.地丁治毒蛇咬伤

鲜紫花地丁适量。洗净捣烂取汁约50毫升，一次内服，药渣加入雄黄2克，调匀外敷患处。治疗毒蛇咬伤。（《中草药手册》）

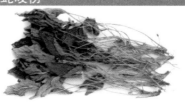

紫花地丁

20.千金子蚤休外敷治蛇咬、肿毒

蚤休1.8克,千金子7粒(去皮)。捣碎研末,每次2克,用白酒送下。再用酒调药为糊,外敷患处。治疗毒蛇咬伤。(《海上集验方》)

千金子可攻毒杀虫,亦可治顽癣每次2克,捣烂外敷。(《中药学》)

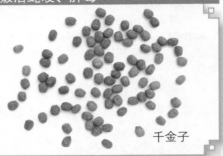

千金子

9 种偏方治疗鸡眼、胼胝

1.骨碎补治鸡眼

骨碎补3克。研成细末,放入75%酒精100毫升中,浸泡3天备用。用时先将鸡眼用温水泡软,再用小刀祛除厚皮,然后涂抹酒精药液,每2小时1次。涂擦后稍有痛感即可。(《中医杂志》)

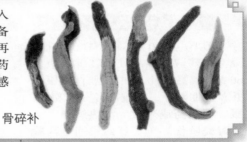

骨碎补

2.葱白治疗鸡眼

连须葱白1根,蜂蜜少许。温水洗净患处,消毒后用手术刀削去老皮至渗血为度,将葱白洗净捣泥,加蜜调匀,敷患处,包扎,每3日换药1次。(《四川中医》)

3.蓖麻子治鸡眼

蓖麻子适量。先以温水浸泡患处,使鸡眼角质层软化,用小刀削角质,然后用铁丝串起蓖麻子置火上烧,待烧去外壳出油时,趁热直接按在鸡眼上,一般2~3次即愈。(《一味妙方》)

4.蜂胶治鸡眼

蜂胶适量。温水洗净患处,小刀刮去表层皮肤,将蜂胶捏成饼状敷患部,最后用纱布固定。治脚鸡眼,轻者1次,重者2~3次可治愈。(《中华皮肤科杂志》)

5.地骨皮红花糊治鸡眼

地骨皮6克,红花3克。共研成细末,加少量麻油和面粉调成糊状,密封备用。使用时,先把患部老皮割掉,敷上药并用纱布包扎好,每日换药1次。治疗鸡眼、胼胝。(《中国中药杂志》)

6.鸦胆子治鸡眼

鸦胆子20个。砸开取仁，用针尖戳住，放灯火上烤黄。上药前温水泡洗患足，去掉鸡眼软化组织，呈凹陷状，周围组织用胶布覆盖保护好，填入烤黄的鸦胆子，胶布贴敷，重者2次，轻者1次即可治愈。治疗鸡眼、胼胝。（《新中医药》）

7.乌梅治鸡眼

乌梅适量。放入盐水中浸24小时后去核，加醋适量，研磨成软膏。敷患处，胶布固定，治脚鸡眼，数日可愈。

8.生芋头治鸡眼

生芋头1块。洗净，切片摩擦患部，1日3次，每次擦10分钟，注意勿擦健康皮肤。

9.生半夏治鸡眼

生半夏研为细末敷于患处。用药前先洗净患处，用消毒刀削去鸡眼角化组织，呈一凹面，然后敷上半夏末，胶布固定，每日1次。用治鸡眼。（《中药大辞典》）

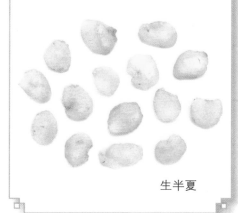

生半夏

14 种偏方治疗酒渣鼻

1.橘核核桃仁治赤鼻

橘核3克，核桃仁1个。将橘核炒黄，同核桃一起研末，以黄酒送服。治赤鼻（酒渣鼻）。（《本草衍义》）

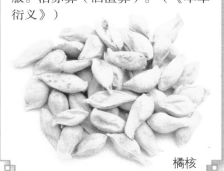

橘核

2.雄黄硫黄治赤鼻

雄黄、硫黄各15克。共研细末，用乳汁适量调匀，涂抹患处。治疗赤鼻。（《摄生众妙方》）

3.浮萍治酒渣鼻

浮萍适量。研末，水调糊，敷患处；或鲜品15克。洗净捣汁饮服。治酒渣鼻。（《太平圣惠方》）

4.露蜂房治酒渣鼻

露蜂房500克。研末，每次3克，日服2次，白酒送下。治酒渣鼻。（《单方验方》）

5.使君子治酒渣鼻

使君子（去皮）5个。用香油浸透，临卧时细嚼，香油送下。治酒渣鼻、面疮。（《普济方》）

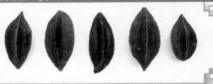

使君子

6.硫黄槟榔治酒渣鼻

硫黄、槟榔各5克，冰片0.5克。研细末。用纱布包搽患处，加蓖麻油效更好。用治酒渣鼻。《中药大辞典》）

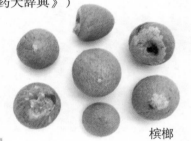

槟榔

7.栀子蒺藜治面上瘢痕

山栀子、蒺藜子各50克。共研为末，加醋调匀。夜涂脸上，清晨洗去。治疗面上瘢痕，对酒渣鼻也有良效。（《本草纲目》）

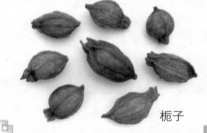

栀子

8.马蔺子花治酒渣鼻

马蔺子花适量。捣烂，外敷患处，治疗酒渣鼻及面痤疮（《肘后方》）

9.银杏酒糟治赤鼻

银杏3枚。去壳，与酒糟共捣烂如泥状。每晚睡前涂鼻，次晨洗去。治赤鼻（酒渣鼻）。（《医林集要》）

10.黄柏酒治酒渣鼻

黄柏50克。浸于75%酒精中，酒精以浸没黄柏为度，密封1周后，用双层纱布过滤，滤液兑蒸馏水50毫升，装瓶中备用。先清洗鼻部，后用纱布蘸药液敷于患处。用治酒渣鼻。（《单方验方》）

11.大风子核桃仁治酒渣鼻

大风子肉、核桃仁、水银、茶叶各等份。先将茶叶与水银研合，再将大风子、核桃仁研碎，4药混合，用麻油调成糊。每日外搽1次。治疗酒渣鼻。（《中华皮肤科》）

12.冬瓜子治酒渣鼻

冬瓜子15克。水煎服，每天1剂。治疗酒渣鼻。（《本草述》）

13.天胡荽治酒渣鼻

天胡荽适量。捣烂、外敷。（《民间常用草药汇编》）

14.银杏、酒酽糟治鼻面酒皶

银杏、酒酽糟等量。同嚼烂、夜晚搽擦患处，白天洗去。治疗鼻面酒皶。（《医林集要》）

11 种偏方治疗雀斑、黄褐斑

1.香菜汤治雀斑

香菜适量。洗净后加水煎煮，用药液洗面，长用有效。用治雀斑。

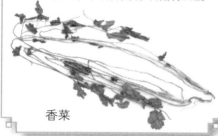

香菜

2.山楂化斑方

生山楂300克。研细末，用蛋清适量调成糊状，薄薄的覆盖于面部，保留1个小时，早晚各1次。治黄褐斑。（《湖北中医杂志》）

3.白芷蜜治雀斑

白芷10～12克研末粉，面粉20～30克，槐蜜3克，柠檬汁1毫升。少许纯净水调拌成糊状即可均匀涂于面部，30分钟后洗净。经常外涂，治疗雀斑。（《本草纲目》）

4.白茯苓治雀斑

白茯苓适量。研末，加白蜜调和，每夜外敷面部。可治雀斑。（《补缺肘后方》）

5.冬瓜仁莲子白芷粉治雀斑

冬瓜仁150克，莲子粉15克，白芷9克。研粉末。饭后用开水冲服1汤匙。治雀斑。（《单方验方》）

6.大豆黄卷治面部雀斑

大豆黄卷适量。用水煮，加适量盐拌食，经常食用。可治雀斑、面部黑皯。（《名医别录》）

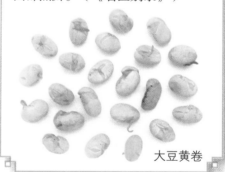

大豆黄卷

7.桃花酒养肤消斑

桃花250克，白芷30克。采集含苞初放的桃花，与白芷共同浸泡在1000毫升酒瓶中，密封，1个月后即可用。每日早晚饮服桃花酒1小盅，同时倒少许于手掌中，揉擦面部，连用1个月黑斑渐消，面部变白净红润。可养血祛斑美容。治黄褐斑、黑斑、妊娠或产后出现的各种斑。

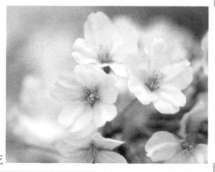

桃花

8.鸬鹚骨治雀斑

鸬鹚骨60克，白芷30克。将鸬鹚骨烧焦存性，与白芷同研末，用猪油适量调成糊，晚上睡觉前涂抹，天亮洗去。治疗雀斑。（《摘元方》）

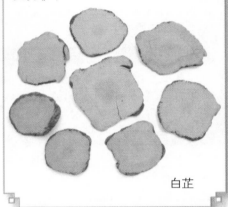

白芷

9.牡蛎治黄褐斑

牡蛎500克。研末，以蜜炼为丸如绿豆大。每服20丸，日服2次。用治黄褐斑。

10.美容祛斑方治雀斑

干姜25克，50%酒精500毫升。将干姜密封浸泡15天后使用，局部清洗后，用干姜酊擦患处，每天早晚各1次，治雀斑。治疗期间应忌食辛辣。敏感性皮肤忌用。（《一味妙方》）

11.排草香治雀斑

排草香9克。水煎内服，每日1剂。可理气活血，治疗雀斑。或煎水，外搓局部。（《四川中药志》）

9 种偏方治疗面部黑皯、粉刺

1.马鬐膏治面部黑斑

马鬐膏适量。外涂皮肤，每天1～2次。治疗面部黑斑、手足皲裂。（《本草纲目》）

注：马鬐膏是马颈下的脂肪。

2.乌蛇治面疮及黑皯

乌蛇60克。烧灰，研细末，用猪油调糊，涂抹面部，治疗面疮及黑皯。（《太平圣惠方》）

3.李子仁治面部黑皯

李子核适量。砸烂取仁，研细末，用适量的鸡蛋清调糊，涂抹局部。治疗面部黑皯。（《千金方》）

4.山慈菇根治面部黑皯

山慈菇根适量。捣烂外敷面部，每天1次。治疗面部黑皯。（《普济方》）

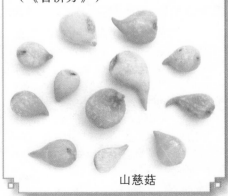

山慈菇

5.橙子核治面皯、粉刺

橙子核适量。加水研成细末，晚上涂抹面部，治疗面皯、粉刺。（《本草纲目》）

6.白附子治面部黑皯

白附子适量。研细末，用蜂蜜调糊，涂抹纸巾上，贴敷面部。治疗面部黑皯。（《卫生简易方》）

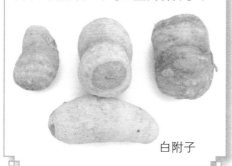

白附子

7冬瓜子治面部黑皯

冬瓜子适量。晒干去皮，研细末，用温开水调糊，涂抹面部，每日1次，经常应用，可润肌肤，治疗面部黑皯。或冬瓜瓤适量，煎水外洗。（《日华子本草》）

8.柿子饼治面部黑皯

柿子饼。每天食50克，经常食用，可祛除面皯。（《本草拾遗》）

9.荞苊治面部黑皯

荞苊60克，肉桂1克。研细末，用江米甜酒分3次送服。治疗面部黑皯、黑痣、瘢痕。（《太平圣惠方》）

鲜荞苊切碎，加菜油研糊，调凡士林外敷患处。治疗痈。（《浙江医学》）

13 种偏方治疗白癜风

1.白蒺藜治白癜风

白蒺藜子180克。生捣为末，每服3克，热水送下。一天服2次。服至半月时，白处见红点，即预示有效。（《本草纲目》）

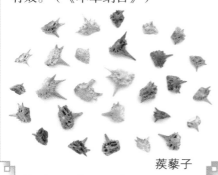

蒺藜子

2.防风密陀僧枯矾外敷治白癜风

防风、密陀僧、枯矾各等份，研细末。鲜黄瓜切片，蘸药末擦患处。用治白癜风。（《单方验方》）

3.补骨脂乌梅酒治白癜风

补骨脂30克，乌梅50克。浸泡在75%酒精500毫升中，1周后滤液。外涂患处，每日2～3次。治疗白癜风。

4.补骨脂治白癜风

补骨脂30克。水煎2次，去渣取药液合并，一天2次服用，每天1剂。治疗白癜风。（《中药大辞典》）

5.蛇蜕治白癜风

蛇蜕1条。烧灰存性，醋调涂搽患处，治疗白癜风。（《日华子本草》）

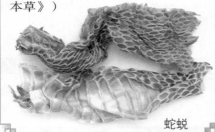

蛇蜕

6.无花果叶治白癜风

无花果叶洗净，切细，用烧酒浸泡7天。以此酒涂擦患处，每日3次。涂擦此方后晒太阳半小时。治疗白癜风。（《偏方大全》）

7.菟丝子全草治疗白癜风

菟丝子全草100克，白酒1000克。浸泡7天后，蘸药液每天涂抹患处，每日3～5次。治疗白癜风。（《中药大辞典》）

8.沙苑子治白癜风

沙苑子1000克。白酒100毫升。以文火炒沙苑子至香气逸出时倒入酒中，搅匀后加盖密封1小时，晾干研细粉，每日以水送服30克，连服6个月。用治白癜风。（《一味妙方》）

9.鸡血治白癜风

鸡血适量。涂抹局部，每天3次。治疗白癜风。（《本草拾遗》）

10.青核桃皮治白癜风

青核桃皮1个，硫黄5克。青核桃皮洗净，捣烂如泥，加入硫黄再捣，调匀，外擦局部，每天擦数次。（《本草纲目》）

11.萝藦治白癜风

萝藦60克。水煎2次，去渣合并药液，外洗局部。治疗白癜风。（《广济方》）

12.浮萍治白癜风

浮萍120克。水煎2次，去渣取药液合并，外洗患处。治疗白癜风。（《袖珍方》）

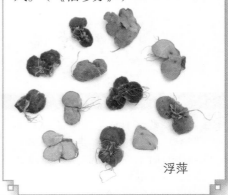

浮萍

13.生姜治白癜风

生姜2块。用生姜切面摩擦患处，至姜汁擦干，再换1片，连续涂至局部皮肤发热为止。每天3～5次。坚持使用2～3个月见效。治疗白癜风、甲癣、鹅掌风。（《中医杂志》）

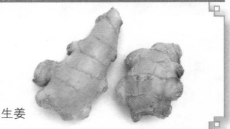

生姜

10 种偏方治疗手足皴裂、乳头皴裂

1.白及粉治手足皴裂

白及粉适量。与植物油搅匀，外涂，每日2次。治手足皴裂。（《济急仙方》）

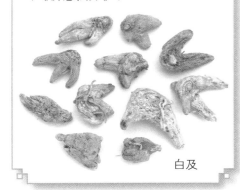

白及

2.花椒治疗手足皴裂

花椒30克。水煎煮5分钟，去渣，浸泡手脚，水凉后，加热再浸泡，擦干涂抹羊、猪髓脑。（《僧深集方》）

3.茄子治乳头皴裂

秋月裂开的茄子1个。晒干，烧存性，研末，用水调为糊，外敷患处，治疗乳头皴裂。（《妇人良方补遗》）

4.大风子治手背皴裂

大风子适量。捣烂，涂抹患处。每天1～2次。治疗手背皴裂。（《寿域神方》）

5.五倍子治手足皴裂

五倍子适量。研末，同牛骨髓填入裂缝中，每天1次。治疗手足皴裂较重者。（《医方大成论》）

6.山茶花治乳头皴裂

山茶花适量。焙干研末，用麻油调糊，涂抹患处，每天2～3次，治疗乳头皴裂、疼痛难忍者。（《本草纲目拾遗》）

7.莲房治乳头皴裂

莲房适量。炒黄研末，用麻油调糊，外涂局部，每天3次，治疗乳头皴裂。（《岭南采药录》）

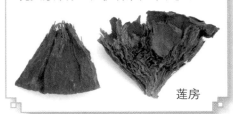

莲房

8.甘草治手足皴裂

甘草30克，75%酒精100毫升。将甘草切片浸泡酒精中，24小时后滤出药液，加入等量的甘油和水调匀，涂抹患处，每日3次。治疗手足皴裂。（《中华外科》）

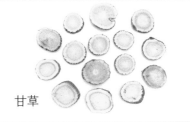

甘草

9.冬青叶治手足皲裂

冬青叶适量。研末，加麻油调糊外涂，每日2次。治手足皲裂、冻疮。（《中药大辞典》）

10.大麦苗治手足皲裂、冻疮

大麦苗适量。煎水，浸泡手脚皲裂处，每天1~2次。治疗手足皲裂、冻疮。（《本草纲目》）

11 种偏方治疗冻伤

1.茄子根汤治冻疮未破

茄子根（或蒂）10枚。切碎煎汤。熏洗患处。每日1次，连用4~6次即愈。

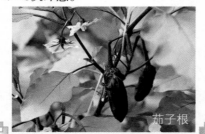
茄子根

2.甘草细辛煎治冻疮

甘草120克，细辛15克。水煎取液，温洗患处，每天2~3次，2~3天1剂。一般治愈率可达95%左右。（《天津老年时报》）

3.仙人掌治冻疮

取仙人掌150克。捣成糊状，敷于患处，纱布包扎。每2天换1次药。（《中药大辞典》）

4.生姜白酒液治冻疮

生姜100克，白酒100毫升。将生姜洗净捣烂，入白酒中浸3日，取药液涂患处，每日3~5次。（《家用民间疗法大全》）

5.橘皮汤治冻疮

将鲜橘皮适量，加入锅中煮沸后，趁热将患处放在蒸汽上熏蒸，待药汁稍凉后，再将患处置于药液中浸泡30分钟，每天1~2次，一般7天可治愈。（《大众卫生报》）

6.茄秧辣椒秧治冻疮

茄秧1000克，辣椒秧500克。水煎5小时，取3次滤液合并，小火熬制成膏，涂患处；或将膏溶入水中熏洗，每日1次。治疗冻疮。（《内蒙古中草药新医疗法资料汇编》）

7.桂枝煎治冻疮破溃

桂枝60克，加水1000毫升煎10分钟，将患处浸泡煎剂中，早、晚各1次，治疗冻疮破溃者，效佳。（《常用中草药新用途手册》）

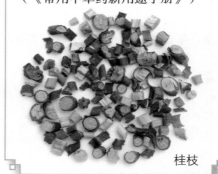
桂枝

8.山药泥治冻疮

山药少许。于新瓦上磨为泥，涂抹疮口上，每日2～3次。可治疗冻疮。（《儒门事亲》）

9.蜂蜜猪油膏治冻疮

蜂蜜70克，猪油30克。混合调匀，外涂患处，每日2～3次。（《天津老年时报》）

10.花生皮治冻伤

将花生皮炒黄，研成细粉，每50克加醋100毫升调成糊状，另取樟脑1克，用少量酒精溶解后加入调匀。涂于冻伤处，用布包好。（《中药大辞典》）

11.萝卜叶橘皮汤治冻疮

萝卜叶、橘皮各120克，水煎，经常洗患处，效佳。（《科学养生》）

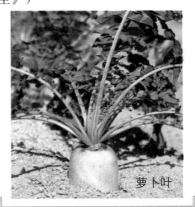

萝卜叶

20 种偏方治疗烧伤

1.大黄治烧伤

生大黄适量。药末，用蜂蜜调匀，涂抹烧伤部位，不仅可止痛，又可消瘢痕。（《中药大辞典》）

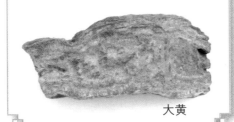

大黄

2.大麦治烧伤

大麦适量。炒黑存性，研末，用麻油调糊，涂抹患处。治疗烧伤。（《本草纲目》）

3.地榆治烧伤

地榆适量。炒炭存性，研末，用麻油调糊，涂抹患处，一日数次。治疗烧伤。（《单方验方调查资料汇编》）

4.侧柏叶治烧伤

鲜侧柏叶300～500克。洗净，捣成泥，用75％的酒精少许调成糊状，外敷患处，一日3次。治疗烧伤。（《中西医结合杂志》）

5.龙骨石膏治烧伤

龙骨、生石膏、大黄、儿茶各等份。共研极细末，冷茶水调成糊。涂抹患处，纱布覆盖。隔日换药1次。治疗烫火伤。（《中医杂志》）

6.黄瓜汁治烧伤

五月嫩黄瓜适量。用纱布挤压取汁，过滤，将汁装入瓶内备用。蘸汁涂于患处。治疗烧伤。（《医方摘要》）

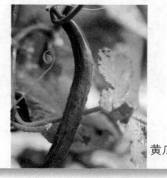

黄瓜

7.千里光白及治火烫伤

千里光80克，白及20克。水煎浓汁，外敷局部，每日3次。治疗火烫伤。（《江西草药》）

8.石榴皮治烧伤

石榴皮适量。研末，麻油调匀，涂患处，每日3次，治疗烧伤。（《贵州草药》）

9.马铃薯汁治烧伤

马铃薯适量。将其去皮，洗净切碎，捣烂成泥状，用纱布挤汁。以汁涂患处。治疗烧伤。（《单方验方》）

10.乳香没药治烧伤

乳香30克，没药30克，冰片5克。共研细末，加蜂蜜调成糊状，外涂患处，每天1次，治疗烧烫伤。对Ⅰ～Ⅱ度烧烫伤，一般5～10天可愈，稍重者20天内痊愈。（《新中医》）

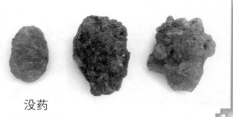

没药

11.冬青叶治烧伤

冬青叶适量。研细末，用麻油调糊，外敷患处，每日3次，治疗烧伤。

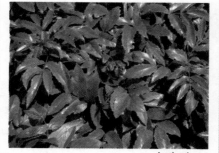

冬青叶

12.大蓟根治烧伤

鲜大蓟根适量。洗净捣烂，纱布包裹挤汁，涂抹患处，每日3次。治疗汤火烫伤。（《福建民间草药》）

13.土豆汁治烧伤

鲜土豆适量。洗净去皮，磨成汁涂患处，有止痛，消肿、预防起泡的作用。（《云南中草药》）

14.南瓜糊治烧伤

南瓜1个。将瓜肉和瓜瓤捣成糊状。涂敷于患处，每日换药2次，一般3天可愈。（《中药大辞典》）

15.石膏治烧伤

煅石膏适量。研成细末（消毒），局部创面清洗干净，水泡剪开，用麻油调糊，外敷患处。治疗烧伤、烫伤。（《中草药新医疗法处方集》）

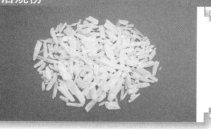

石膏

16.芦荟汁治烧伤

鲜芦荟叶适量。将其捣烂后用纱布绞出汁液，涂抹于烧烫伤处，可消炎止痛，防止烧伤水泡出现。（《大众卫生报》）

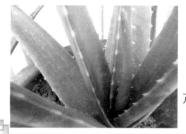

芦荟

18.大蒜泥治疗轻度烧伤

鲜大蒜适量。捣烂取浆汁。用时先将患处用大蒜汁液擦拭，后用蒜泥敷。较重者第一天可换药2～3次，见轻后每天1次。治疗轻度烧伤，疗效明显。（《老年文摘》）

19.紫草当归治烧伤

紫草3克，当归15克，麻油4两。同熬至药物焦枯，去渣滤出药液。再熬，加黄蜡15克，溶化。涂抹患处，每日3次。治疗烧伤。（《幼科金针》）

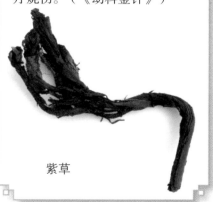

紫草

17.洋葱皮治烧伤

洋葱表面那层半透明的"皮"。当烧烫伤时，可剥下粘在伤处，比任何抗菌剂都好用。（《药材学》）

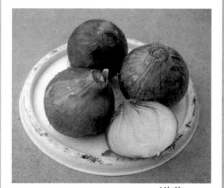

洋葱

20.枸杞子药油治烧伤

枸杞子40克。烘脆研末，麻油120克，加热至沸，倒入枸杞子粉搅匀，浸透油涂患处，每隔6小时涂药1次，治疗烧伤。（《常用中草药新用途手册》）

9 种偏方治疗脂溢性皮炎

1.苦参野菊花白鲜皮治脂溢性皮炎

苦参90克，野菊花15克，白鲜皮9克。水煎外洗。治脂溢性皮炎。（《单方验方》）

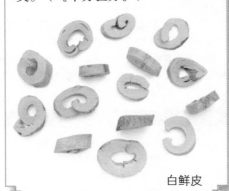

白鲜皮

2.香醋治婴儿脂溢性皮炎

香醋50毫升，甘油20毫升，纯净水20毫升。混合调匀，外涂患处，每日2～3次。治婴儿脂溢性皮炎。（《皮肤病中药外用制剂》）

3.乌鸡蛋治脂溢性皮炎、头皮屑

乌鸡蛋3枚。将鸡蛋去壳打匀，水烧沸放温，将鸡蛋液倒入水中搅匀，外搽；若治头皮屑，则用之洗头，每日1次。治疗脂溢性皮炎。（《太平圣惠方》）

4.鲜柳枝亚麻仁治脂溢性脱发

鲜柳枝、亚麻仁各30克。水煎2次，去渣滤出药液，分2次内服，每日1剂。治疗脂溢性脱发。（《中草药学》）

5.五星蒿大麻叶治脂溢性皮炎

五星蒿、大麻叶各50克。水煎煮，去渣，洗头，每日1次。治疗脂溢性皮炎。（《中药大辞典》）

6.羊蹄治脂溢性皮炎

羊蹄草根适量。加陈醋捣烂研和如泥，用纱布蘸药泥擦拭患处，然后再用药泥敷患处，每天1次。治疗脂溢性皮炎。（《补缺肘后方》）

7.狗骨头治脂溢性皮炎

狗骨头适量。烧灰存性，研末，每次10克，水煎煮去渣，洗头，每天1次。治疗脂溢性皮炎。（《太平圣惠方》）

8.王不留行香白芷治脂溢性皮炎

王不留行、香白芷等份。研末，外敷患处，每日2次。治脂溢性皮炎。

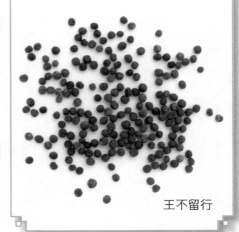

王不留行

9.瓦松治脂溢性皮炎

瓦松适量。暴晒，炒炭存性，每次30克，水煎煮去渣，洗头，每日1次，治疗脂溢性皮炎。（《太平圣惠方》）

另外，瓦松烧灰研末，适量茶油调抹，可止痛止痒，治疗湿疹。（《泉州本草》）

瓦松适量，加食盐少许，共捣烂，外敷，可治疮疡疔疖。（《福建民间草药》）

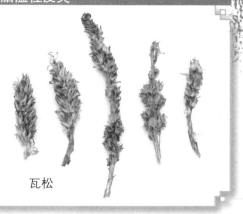

瓦松

16 种偏方治疗梅毒

1.牵牛子仁治梅毒

白牵牛子仁18克。水煎2次，药汤合并，早晚分服，每日1剂。治疗梅毒。（《泉州本草》

2.苦瓜叶治梅毒

苦瓜叶适量。晒干研末，每次15克，每日2次，温酒送服。治疗梅毒。（《滇南本草》）

3.升药橄榄炭治梅毒

升药0.9克，橄榄炭0.9克，冰片0.3克。研极细末，麻油调匀，涂抹患处，每日2次。治疗梅毒。（《中药大辞典》）

4.金银花煎治梅毒

金银花30克，黑豆60克，土茯苓120克，甘草6克。水煎2次，去渣合并药液，早晚分服，每天1剂。治疗梅毒。（《外科十法》）

5.土茯苓治梅毒

土茯苓15克。水酒各半，浓煎，分2次服用。每日1剂。治疗杨梅疮毒。（《滇南本草》）

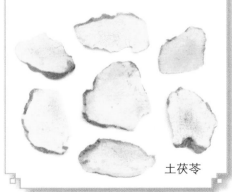

土茯苓

6.胡黄连猪胰治梅毒

胡黄连3克，猪胰1具。先煎胡黄连，去渣取药液，兑水，将洗净的猪胰入锅煮熟，食肉饮汤，隔天1次。治疗梅毒。（《本草求真》）

7.白鲜皮治梅毒

白鲜皮15克。煎汤内服，每日1剂。可清热利湿，祛风解毒，治疗梅毒。（《本草原始》）

8.天荞麦根治梅毒

天荞麦根30克。水煎内服，每日1剂。可清热解毒，祛风利湿。治疗梅毒。（《天宝本草》）

9.五月茶治梅毒

五月茶30克。水煎内服，每日1剂。可解毒，治疗恶性梅毒。（《广西药植名录》）

10.绵萆薢治梅毒

绵萆薢30克。水煎内服，每日1剂。可祛风除湿，解毒消炎，治疗梅毒。（《四川中药志》）

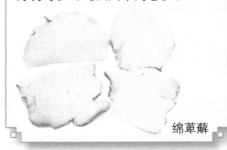

绵萆薢

11.忍冬藤治梅毒

忍冬藤30克。水煎内服，每日1剂。可清热解毒，治疗梅毒。（《本草纲目》）

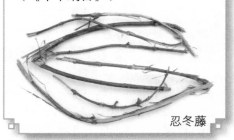

忍冬藤

12.明党参治梅毒

明党参15克。酒煎内服，每天2次。治疗梅毒。（《采药志》）

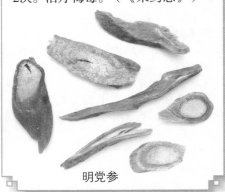

明党参

13.天花粉治杨梅疮毒

天花粉、川芎各120克，槐花30克。共为细末，米糊为丸，如梧桐子大，饭前姜汤送服，每次35粒，每日2次。治疗杨梅疮毒。（《简便单方》）

14.水杨柳治梅毒

水杨柳30克。水煎内服，每日1剂。可清热解毒，治疗梅毒。（《广西药植名录》

15.地瓜果野枇杷治梅毒

地瓜果、野枇杷各30克，天冬15克，麦冬20克。水煎2次，去渣合并药液，分2次服用，每日1剂。可清热解毒，治疗梅毒。（《湖南药物志》）

16.白螺蛳壳治梅毒

白螺蛳壳、朱砂等份，冰片少许，共为细末，外搽患处，每日1~2次治疗杨梅烂疮。（《本草纲目》）

另外，螺蛳壳煅研，油调，治烫伤。（《澹寮方》）

袖珍中药图典

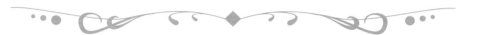

  涵盖2010年版《中国药典》，收载699种中药材的药材、饮片，清晰大图，包括药物的别名、来源、气味、功用等内容，使读者根据图片即可从颜色、形状和气味等方面快速识别药材，并会简单地应用，是认药、识药、用药的必备速查手册。

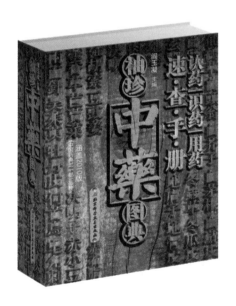

ISBN 978-7-5304-5779-5　　　50.00元

袖珍中药图典

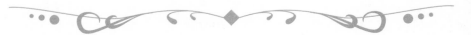

*按照《中国药典》排序，方便检索
*悉数收载一药多种的植物图片
*权威专家跋山涉水，亲自拍摄
*图片清晰，识药认药必备

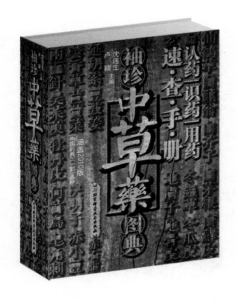

ISBN 978-7-5304-5780-1　　45.00元

便方速查2：

《名医方》《祖传方》《一味方》

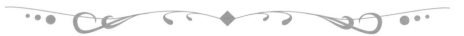

《名医方》

体会名医验方，领略大家风范，感受方药神奇。
百余位国宝级名老中医的效验良方、用药精华，
浓聚于此。

《祖传方》

悉心筛选千百年来在民间广为流传的秘方验方，
公开藏而不宣、用而不授的治病秘籍。

《一味方》

只用一味中药，取材方便，价格便宜。方小，力
宏，效验，为现代人居家保健必备。

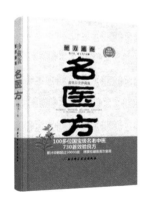
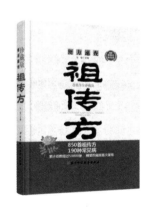
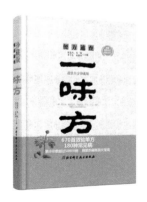

ISBN 978-7-5304-7381-8
25.00元

ISBN 978-7-5304-7382-5
25.00元

ISBN 978-7-5304-7383-2
25.00元